中国医学临床百家

马全福 / 著

前列腺炎
马全福 2019 观点

科学技术文献出版社
SCIENTIFIC AND TECHNICAL DOCUMENTATION PRESS

·北京·

图书在版编目（CIP）数据

前列腺炎马全福2019观点 / 马全福著. —北京：科学技术文献出版社，2019.7
（2020.1重印）

ISBN 978-7-5189-5525-1

Ⅰ.①前…　Ⅱ.①马…　Ⅲ.①前列腺炎—诊疗　Ⅳ.① R697

中国版本图书馆 CIP 数据核字（2019）第 087114 号

前列腺炎马全福2019观点

策划编辑：袁婴婴　　责任编辑：帅莎莎　袁婴婴　　责任校对：张吲哚　　责任出版：张志平

出　版　者	科学技术文献出版社	
地　　　址	北京市复兴路15号　　邮编　100038	
编　务　部	(010) 58882938，58882087（传真）	
发　行　部	(010) 58882868，58882870（传真）	
邮　购　部	(010) 58882873	
官 方 网 址	www.stdp.com.cn	
发　行　者	科学技术文献出版社发行　全国各地新华书店经销	
印　刷　者	北京虎彩文化传播有限公司	
版　　　次	2019 年 7 月第 1 版　2020 年 1 月第 2 次印刷	
开　　　本	710×1000　1/16	
字　　　数	106千	
印　　　张	11.25	
书　　　号	ISBN 978-7-5189-5525-1	
定　　　价	98.00元	

序
Foreword

韩启德

欧洲文艺复兴后，以维萨利发表《人体构造》为标志，现代医学不断发展，特别是从 19 世纪末开始，随着科学技术成果大量应用于医学，现代医学发展日新月异，发生了根本性的变化。

在过去的一个世纪里，我国现代化进程加快，现代医学也急起直追。但由于启程晚，经济社会发展落后，在相当长的时期里，我国的现代医学远远落后于发达国家。记得 20 世纪 50 年代，我虽然生活在上海这个最发达的城市里，但是母亲做子宫切除术还要到全市最高级的医院才能完成；我患猩红热继发严重风湿性心包炎，只在最严重昏迷时用过一点青霉素。20世纪60—70年代，我从上海第一医学院毕业后到陕西农村基层工作，在很多时候还只能靠"一根针，一把草"治病。但是改革开放仅仅30多年，我国现代医学的发展水平已经接近发达国家。可以说，世界上所有先进的诊疗方法，中国的医生都能做，有的还做得更好。更为可喜的是，近年来我国医学界开始取得越来越多的原创性成果，在某些点上已经处于世界领先地位。中国医生已经不再盲从发达国家的疾病诊疗指南，而能根据我们自己的经验和发现，根据我国自己的实际情况制定临床标准和规范。我们越来越有自己的东西了。

要把我们"自己的东西"扩展开来，要获得越来越多"自己的东西"，就必须加强学术交流。我们一直非常重视与国外的学术交流，第一时间掌握国外学术动向，越来越多地参与国际学术会议，有了"自己的东西"也总是要在国外著名刊物去发表。但与此同时，我们更需要重视国内的学术交流，第一时间把自己的创新成果和可贵的经验传播给国内同行，不仅为加强学术互动，促进学术发展，更为学术成果的推广和应用，推动我国医学事业发展。

　　我国医学发展很不平衡，经济发达地区与落后地区之间差别巨大，先进医疗技术往往只有在大城市、大医院才能开展。在这种情况下，更需要采取有效方式，把现代医学的最新进展以及我国自己的研究成果和先进经验广泛传播开去。

　　基于以上考虑，科学技术文献出版社精心策划出版《中国医学临床百家》丛书。每本书涵盖一种或一类疾病，由该疾病领域领军专家撰写，重点介绍学术发展历史和最新研究进展，并提供具体临床实践指导。临床疾病上千种，丛书拟以每年百种以上规模持续出版，高时效性地整体展示我国临床研究和实践的最高水平，不能不说是一个重大和艰难的任务。

　　我浏览了丛书中已经完稿的几本书，感觉都写得很好，既全面阐述了有关疾病的基本知识及其来龙去脉，又介绍了疾病的最新进展，包括笔者本人及其团队的创新性观点和临床经验，学风严谨，内容深入浅出。相信每一本都保持这样质量的书定会受到医学界的欢迎，成为我国又一项成功的优秀出版工程。

　　《中国医学临床百家》丛书出版工程的启动，是我国现代医学百年进步的标志，也必将对我国临床医学发展起到积极的推动作用。衷心希望《中国医学临床百家》丛书的出版取得圆满成功！

是为序。

作者简介

Author introduction

马全福，毕业于北京首都医科大学临床医学系，硕士学历，主任医师，教授，研究生导师，文职二级，技术四级。从事泌尿外科和男科专业工作 40 年，侧重泌尿外科疑难疾病、男科疾病诊治，在肾移植及男科学方面有一定知名度。任中国人民武装警察部队总医院南楼三科主任，中国人民解放军总医院第三医学中心医疗技术专家委员会委员。1995 年享受国务院政府特殊津贴。2004 年和 2009 年获军队优秀专业技术人才津贴。

兼任国际亚健康协会生殖医学专业委员会主任委员，全国门急诊管理专业委员会秘书长，武警部队门诊管理专业委员会主任委员，全军科技干部考核命题委员会委员，武警部队专业技术职称评审委员会委员，中华医学会、北京市医学会、武警部队医疗事故鉴定委员会专家，武警部队评残专家委员会主任委员。中华宋庆龄国际基金会专家委员会委员、国际抗衰老医学研究会委员、中华医学会科学普及分会指导委员会专家等职务。兼任《美国世界医院管理与临床杂志》副主编，《中国微创外科杂志》《临床泌尿外科杂志》《武警医学杂志》《中华保健医学杂志》《中华临床医生杂志（电子版）》《医学参考报》

《中华灾害医学救援杂志》编委。

主编著书 11 部，其中《外生殖器疾病诊治图解》《前列腺增生与慢性前列腺炎》《前列腺疾病 99 个不易》《性病自我防治》《精索静脉曲张与男性不育症》《中老年性保健与健康长寿》《前列腺疾病防治专家谈》《现代医院门诊管理》等著作有一定学术价值。参编著书 12 部，发表医学文章 200 篇，获省部级科技进步奖 21 项，其中一等奖 1 项、二等奖 7 项。获国家专利 4 项。被武警总部表彰为十大科技支边先进个人、尊干爱兵先进个人、优秀党务工作者。2003 年被北京市委市政府表彰为抗击"非典"先进个人，荣立三等功 2 次。被武警总医院表彰为优秀党务工作者、科技先进工作者、白求恩杯先进个人等，被授予杰出贡献奖。

前 言
Preface

近 10 年来，由于信息网络化水平迅猛发展，医学新理论、新知识、新技术、新方法的更新周期迅速缩短。随着基因、蛋白、代谢组学、精准医学和设备的发展，免疫、内分泌、靶向、基因、微创治疗等项目不断开展，前列腺疾病诊断和治疗难点也逐渐被攻克。目前，前列腺的手术几乎均可通过微创或机器人的协助来完成，开创了前列腺手术的新时代。

前列腺炎是泌尿生殖系统最常见的疾病，根据统计，占泌尿外科门诊总数的 25% ~ 30%，发病年龄为 20 ~ 70 岁，其中 30 ~ 50 岁最为多见，有 50% 的男性在一生中曾经受到前列腺炎的困扰。慢性前列腺炎这个名词看起来明确，但实际上是个模糊的概念，其发病病因不清，症状和体征多样而复杂，想要完全解决患者所关注的问题仍存在一定的困难。

既往的研究提示，前列腺炎经常侵袭年轻患者，但是，近年来发现前列腺炎同样可以影响中老年人群，50 岁以上男性也常患前列腺炎。尽管良性前列腺增生患者合并前列腺炎比例较高，但是很少有泌尿外科医生关注前列腺炎与良性前列腺增生的相关性，实际上许多内科医生区分前列腺炎与良性前列腺增生也有一定困难。

　　前列腺疾病的发病规律是随着年龄的增长发病率明显上升，对健康的损害也日益严重，因而受到人们的广泛关注。早在19世纪末，人们就注意到前列腺炎与久坐和性生活有关。前列腺炎引起的疼痛和神经精神症状对患者的生活质量可造成严重影响。慢性前列腺炎临床表现各不相同，往往不具特异性。前列腺炎与精囊炎常同时存在，因而常叫"前列腺精囊炎"。

　　前列腺炎急性者少，慢性者多，病情缓慢，症状非常顽固，常经久不愈，慢性者也可有急性发作。前列腺炎患者的痛苦虽不大，但对身心影响并不小，对神经、精神和机体有多方面的干扰。由于其病因及临床表现复杂，虽然新的治疗措施不断涌现，治愈率不断提高，但临床上仍有一部分难治病例，因而对其确切病因、发病机制，如免疫、神经、生理等方面仍需进一步研究。

　　慢性前列腺炎的发生与发展是多种因素共同协同作用的结果。女性前列腺炎缺乏统一诊断标准和规范治疗方案。目前，有关慢性前列腺炎、良性前列腺增生、前列腺癌的发病机制及其相互关系尚无明确结论，这三种疾病早期症状基本相似，前列腺炎与良性前列腺增生互为诱导关系，且良性前列腺增生并发前列腺炎者高达78.3%，同时伴随着良性前列腺增生程度加重，前列腺癌发病率逐渐增高。另外，前列腺炎可能是良性前列腺增生或前列腺癌的诱发因素，但前列腺炎与前列腺癌和良性前列腺增生的关系学术观点尚未统一。目前，大多数研究证明了代谢综合征（向心性肥胖、高血压、高血糖、高血脂）与前列腺疾病的发生发展有关，仅有少数研究认为代谢综合征与其完全相关。探讨慢性前列腺炎与代谢综合征之间的相关性，对前列腺炎病因、发病及防治的研究有重要意义。

近年来，随着人们生活水平的提高，人均寿命逐渐延长，前列腺疾病的发病率逐年升高。除加强预防外，需提高对前列腺炎的诊断、定义分类和量化水平，改进影像学对病理、炎症浸润、结节、肿瘤和癌前病变损伤的组织学空间分布诊断，帮助确定新的治疗靶点和策略，降低良性转变为恶性的危险性。

本书根据出版社策划要求，避开繁琐的传统著书模式，采用标题即为观点的鲜明模式，重点参考了近 3 年来发表的有关前列腺疾病的新理论、新知识，以及临床治疗方面的新技术、新方法的相关文献，结合自己的临床经验，本着"预防为主，早期诊断，正确治疗"的原则，分别介绍了前列腺炎的流行病学与病因学、前列腺炎的诊断与所面临的困难、前列腺炎的治疗进展、前列腺炎与相关疾病的关系等。突出对新知识的理解及临床实践的应用，加强学术交流，方便读者查阅，以期推动本专业的医学发展与进步。

在人类发展的历史中，一个人对某种疾病的认识极其有限。每一本医学书都是在前辈们研究的基础上，作者用自己的临床实践和认识去补充或证明。本书所谓"观点"只是笔者根据自己的临床经验对某种疾病新信息、新技术、新观点进行整合、分析与解读，并非前沿知识的综述与讲座。医学书的意义和生命因为读者而变得丰富多彩。愿此书对泌尿外科医生、中基层医务人员、医学生、患者及家属有所裨益与参考。

由于本人水平有限，对新知识的理解和应用难免存在不全面和疏漏，文中不妥或错误之处望各位读者批评指正，不吝赐教！

马全福

目 录

Contents

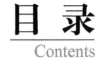

前列腺炎的流行病学与病因学

1. 我国前列腺炎发病率尚无确切统计资料

我国前列腺炎发病率尚无确切的统计资料，尸体标本发现，病理发病率为 24.3%，国外报道前列腺炎的发病率为 9%，病理发病率为 6.3% ～ 73.0%。男性一生中曾出现过前列腺炎症状者约占 50%，前列腺炎复发率为 20% ～ 50%。前列腺炎是 50 岁以下男性到泌尿外科就诊的常见原因。尽管前列腺炎发病率很高，也是临床上诊断最多的疾病之一，但报道的发病率往往低于实际情况，分析原因可能包括：①该病并不会威胁生命，大部分慢性前列腺炎患者对自身疾病情况并不清楚，也不一定寻求医疗帮助；②前列腺炎症状不典型且多样化，可能造成误诊；③对该病分类和诊断缺乏统一标准；④存在无症状前列腺炎患者；⑤医生水平和对前列腺疾病认识的差异影响对前列腺炎的准确诊断；⑥有些文献资料也不十分可靠。因此，虽然目前对前列腺炎的发病率有不少报道，但是仍存在争议。

（陈燕 赵鸿 整理）

2. 前列腺炎不是独立的疾病

前列腺炎不是单一的疾病，而是一组临床症候群，其表现为尿频、尿急、尿痛、排尿困难、尿不尽感等排尿异常症状，以及有会阴部、下腹部、阴茎、阴囊、腰、骶等部位不适或疼痛症状，是具有多种独特形式的综合征。前列腺炎与精囊炎常同时存在，因而常叫"前列腺精囊炎"。前列腺炎分为急性和慢性两类，后者又分为慢性细菌性前列腺炎、慢性非细菌性前列腺炎和前列腺痛，但目前对这种分类方法尚存在争议，因为后者在前列腺液检查中有时也出现较多的白细胞，治疗方法大致相同。本病急性者少，慢性者多，慢性者也可以急性发作。

慢性前列腺炎是指在病原体或（和）某些非感染因素作用下，患者出现以骨盆区域疼痛或不适、排尿异常等症状为特征的一组综合征。慢性前列腺炎临床表现复杂多变，缺乏能"根治"和"避免复发"的特效治疗，美国国立卫生研究院（NIH）目前已将慢性前列腺炎列为影响居民生活质量最严重的慢性疾病之一。慢性前列腺炎同样是我国中青年男性最常见的慢性疾病，加之近年来性观念的开放和生活习惯、性行为习惯的改变，越来越多的慢性前列腺炎患者出现"易诊断难治疗"的情况。急性前列腺炎是一种定位于前列腺的急性感染性疾病，有明显的下尿路感染症状及畏寒、发热和肌痛等全身症状，尿液、前列腺液中白细胞数量升高甚至出现脓细胞。

前列腺炎患者的痛苦虽不算大，但对身心影响不小，对神经、精神和机体有多方面的干扰。在慢性前列腺炎患者中有20%～50%出现较明显的精神症状，多表现为悲观、失望；有3%～6%患者具有自杀倾向，多是因为久治不愈，精力、财力严重损耗，对治疗失去了信心。这类患者多为内向性格，过度细心，敏感多疑。对出现的症状不知所措，忧心忡忡，有严重失眠、多梦等表现。因此，前列腺炎患者接受心理治疗非常有必要，男科或泌尿外科医生对患者应准确细致地进行诊治，更为重要的是耐心的解释和安慰，但医生不能说患者没病或暗示患者有精神病。

（赵鸿 陈燕 整理）

3. 食用辛辣刺激性食物和长期久坐为前列腺炎常见病因

久坐可使人体多种器官得不到锻炼，进而影响机体正常新陈代谢，使循环血量减少，局部抗病能力下降。调查证实，长时间坐位工作、经常远程骑车或职业驾驶员其前列腺炎患病率明显增高。赵广明等统计318例慢性前列腺炎患者，汽车驾驶员占28.9%，工人为46.9%。骑车可压迫前列腺部位，而前列腺的解剖结构比较特殊，前列腺周围区的腺管细长且弯曲，向后走行，在前列腺实质内开口的后尿道，前列腺内腺管开口处口径小，与尿道成直角或斜行向上逆行到达后尿道。前列腺的腺管行程长且弯曲，有利于尿道的细菌侵犯腺体，而不利于腺体炎性分泌物排出和引流，是引起前列腺炎的重要解剖因素。

赵良运等对 4062 例年龄为 17 ～ 64 岁，平均（31.56±9.06）岁的慢性前列腺炎患者研究其致病因素，结果发现，慢性前列腺炎患者常见的致病因素中，饮酒及食用辛辣等刺激性食物者 2889 例（71.12%），无规律性生活者 2170 例（53.42%），长期久坐者 2351 例（57.87%），从事易发病职业者 1557 例（38.33%），有不洁性交、冶游史者 163 例（4.01%），另有 81 例（1.99%）患者主诉性交后症状明显加重。此外，同时具备至少 2 项上述因素者 2664 例（65.58%）。

辣椒等辛辣食品对前列腺和尿道具有刺激作用，食用后可出现短暂的或伴随排尿过程中的尿道不适或灼热症状，并且能引起前列腺血管扩张、水肿，导致前列腺抵抗力降低。食用这些辛辣食品后，由于直肠受到辣椒的刺激，会引起类似前列腺炎的症状。但是过敏体质者食用姜、鱼、虾、蟹、狗肉、羊肉等食品可能成为前列腺炎的诱因。没有食用过的食品，如禽类、肉类、虾类等尽量不要食用，以免引起变态反应性改变。

（林红兰 张永青 李燕宁 整理）

4. 饮酒、吸烟与寒冷可引起前列腺炎

据全球疾病负担研究估计，饮酒在我国排列为第 7 位的危险因素，每年因过量饮酒死亡者在 1000 万人以上。我国 18 ～ 59 岁饮酒者中男性占 71.9%，女性占 24.7%，其中，过量饮酒者中男性为 23.6%，女性为 6.3%。

饮酒或过量饮酒，尤其是酗酒均可引起前列腺充血、水肿，许多前列腺疾病因酗酒而加重。前列腺对乙醇（酒精）非常敏感，前列腺的充血使前列腺炎患者感到会阴部坠胀、疼痛，坐卧不安，重症者出现急性前列腺炎，如高热、尿急、尿痛、尿频或尿潴留。有些患者仅饮少量啤酒或含有乙醇的饮料也可使疾病加重，所以，戒酒是前列腺保健的最好方法之一。

嗜烟者的人数是酗酒、吸食大麻，以及可卡因、迷幻药、兴奋药、镇静药和阿片成瘾者总人数的 3 倍。据世界卫生组织提供的数据，全球有逾 12 亿人吸烟，每年有 4900 万人死于与吸烟有关的疾病。众所周知，吸烟对身体有害，但知道吸烟可影响前列腺功能的人却甚少。其实，香烟中的烟碱、焦油、亚硝胺和一氧化碳等有毒物质，不仅能直接毒害前列腺组织，还能干扰血管神经支配，影响前列腺血液循环，也可以加重前列腺局部组织的淤血，造成慢性前列腺炎久治不愈，使患者的病痛进一步加重。

随着年龄的增长，前列腺疾病的患病率增高。Mehik 等研究显示，年龄大于 50 岁是前列腺炎发病的独立危险因素。天气寒

冷或潮湿对前列腺都是不良的刺激，可以导致腺体收缩和腺管扩张，从而造成前列腺广泛充血。芬兰的调查显示，63%的前列腺炎患者冬季症状明显加重。寒冷可以使机体处于应激状态，皮肤血管收缩，交感神经兴奋，导致前列腺内丰富的 α-肾上腺素能受体兴奋，使尿道内压力增大，妨碍前列腺液排泄，产生淤积而充血。受凉后还会削弱局部抗感染的免疫功能，使病原体感染容易发生，这也是前列腺炎在寒冷地带和冬季高发的原因。

（张永青 林红兰 李燕宁 整理）

5. 尿液返流引起前列腺炎证据确凿

尿液返流引起前列腺炎是人们较早发现的现象。前列腺炎患者常合并前列腺结石，结石成分由尿液而非前列腺分泌物组成。此外，在前列腺切除手术前将炭末悬液注入膀胱，次日在切除的前列腺腺体及导管中发现炭末，这也证实，在前列腺组织中存在尿液返流。前列腺结石或良性前列腺增生可使前列腺组织充血，从而造成非特异性感染。

机体内外各种病因所引起的排尿、射精过程中排尿肌肉与尿道括约肌不协调，或直接、间接使盆底、会阴、排尿系统相关肌肉长期张力过高、受压、劳损者，均可导致尿液返流或精液、前列腺液潴留于前列腺部尿道，使细菌等致炎物质再返流入前列腺管内。所以，患者常述的"排尿不畅"可以是症状，也可能正是导致前列腺炎的原因。邓春华等应用 99mTc-DTPA 核素尿路动态显像法观察 32 例患者并设正常对照组，发现慢性前列腺炎患者在排尿过程中和排尿后均存在明显尿液返流至前列腺，而对照组无返流现象。

6. 性生活不正常可诱发前列腺炎

性生活不正常诱发前列腺炎包括以下几方面：

（1）性生活过度抑制：过度、频繁的性冲动得不到射精的舒缓，或因射精不适使患者减少或避免射精，这都可导致盆腔、前列腺区域充血，转而影响盆底、会阴、排尿系统相关肌肉的协调。有研究结果显示，在已经确诊前列腺炎患者中，无规律性生活者占 53.42%，这可能与社会竞争激烈、工作流动性增加和国人性观念改变直接相关。

（2）频繁手淫：在未婚男性青年中，手淫现象普遍存在。个别已婚男性为强调刺激，也存在手淫现象。1 周数次或 1 夜数次遗精都属于病理现象。过频手淫对身体健康的影响有以下几点：①手淫产生心理负担，担心手淫引起其他疾病，使自己的身体虚弱而不能恢复。②手淫现象有"成瘾"性，戒除困难。③频繁手淫会造成前列腺充血过度，可使前列腺分泌排泄功能受到严重影响。④有性功能障碍者往往与自己曾有频繁手淫史相联系，从而造成心理负担，增添新的烦恼。⑤手淫次数与年龄、体质、环境和个人毅力等多方面因素有关，一般来讲，未婚男性青年 1～2 周有 1 次手淫为正常现象，不必过分担心会引起前列腺炎等疾病。

⑥手淫者应注意卫生，尤其要保持尿道外口的清洁，以免引起尿道炎。个别精神异常或抱有好奇心理者将某些物品（如软电线、体温计、发卡、针等）塞入尿道，将会引起严重的后果，如果出现上述问题，医生只能通过尿道膀胱镜将异物取出。

（3）性生活过度：性生活过度一般发生在性欲旺盛的青壮年男性。性欲是指在一定刺激下有进行性交的欲望，性欲达到一定程度时，即引起阴茎勃起，频繁的阴茎勃起，可引起前列腺及盆腔充血，出现类似前列腺炎症状。性欲及性生活过度是一个比较笼统的概念，所谓性欲亢进、性生活过度往往是主观判断，正常性生活以主观感觉不疲劳为准则。新婚男性容易出现性生活过度频繁，纵欲过度。有研究表明，短期内进行持续多次性交的男性，患前列腺炎比例高达 89.7%；性交控制射精、体外排精、性交中断等，也可引起前列腺充血、肿胀而诱发前列腺炎。

性生活过度，性兴奋不以射精为结束，可使大脑皮质长期处于病理性兴奋状态。长时间性生活过度频繁、忍精不射、性交中断、性交延长和手淫等都可造成盆腔充血及脊髓性中枢负担过重，久之，可引起早泄、性功能减退、不射精和前列腺炎等。而慢性前列腺炎、精囊炎在个别病例中，也可造成脊髓中枢功能紊乱而影响性功能，影响有规律的定期射精。

射精是正常性生理反射的过程，前列腺有着丰富的神经网及多种多样的神经末梢，其功能是支配盆部平滑肌收缩，配合射精，前列腺受到刺激时可以引起性兴奋。有些年轻人错误地认为，手淫或性生活过程中射精会造成身体损害，如果忍精不射则对身体有益，还有人误认为射精会加重前列腺炎。其实当处于性兴奋时，前列腺液分泌会增加，而在频繁性兴奋而未能排精者，前列腺液会滞留在前列腺内或自溢于尿道内，造成前列腺反复充血水肿，从而加重前列腺炎的发病。因此，有规律的定期射精，可以帮助前列腺液的排泄，缓解前列腺炎的症状。错误采用射精中断或射精过程中压迫会阴部和尿道，迫使精液存留于后尿道或逆流入膀胱，可造成后尿道压力增加，使尿道内细菌通过位于后尿道的精阜逆行感染前列腺。

7. 慢性前列腺炎与射精的解剖生理因素有关

男性的正常性功能，包括性欲、阴茎勃起、性交、射精和情欲高潮，是由一系列条件和非条件反射构成的复杂生理活动。大脑皮质有性功能中枢，间脑和丘脑下部有皮质下中枢，脊髓有勃起中枢和射精中枢。各中枢之间有密切联系，脊髓中枢又与生殖器官联系。性中枢的兴奋主要由大脑皮质和高级感觉器官的条件刺激所引起，还可因生殖器官和其他动情区感觉神经末梢的刺激而产生。性的条件反射是在性成熟和性生活过程中形成的，它在性功能中起决定性作用。

有研究者认为，前列腺的周围区较中央区更易受感染，提示慢性前列腺炎发病与射精和排尿的解剖生理因素有关。射精分为三期：

（1）射精前期：在射精前期，前列腺前括约肌和内括约肌收缩，关闭近端前列腺部尿道，使之与膀胱隔开。而下方的前列腺部尿道扩大，外括约肌松弛，与远侧尿道相通。在射精过程中有利于细菌上行，进入前列腺管而引起感染。

（2）体内射精期：射精时肌肉收缩，除有利于射精外，也有利于前列腺内细菌的排出，但停留于深部的前列腺外周腺管内的细菌却不易排出。

（3）体外射精期：外括约肌、球海绵体肌收缩将精液射入阴茎部尿道。外括约肌之上收缩闭合，关闭前列腺部尿道下端，此处的压力增高可使细菌进入外周的前列腺管内。由于前列腺感染多存在于外周，所以普通手术切除前列腺并不能完全解除感染问题。

炎性改变不仅限于前列腺腺体实质，它同时可以侵犯到周围间隙，也时常侵犯到精囊（约80%）和输精管壶腹部，使后尿道几乎不可避免地受到侵犯。但是如果尿道炎为原发病时，则只有40%的病例发生前列腺炎和精囊炎。

8. 不明病原体的侵入与前列腺炎的关系

前列腺炎是因为病原体的入侵，如经尿道逆行感染、经男性生殖系统炎症顺行感染或经血行、淋巴系统播散，但更重要的是局部本身存在的条件致病菌或特殊病原体（纳米细菌、支原体、衣原体等）在菌群失调情况下爆发的结果。

不明病原微生物经尿道逆行性感染是慢性前列腺炎的主要感染途径之一。在正常情况下，男性尿道前端就存在不少微生物，甚至是致病菌。在机体抵抗力强、正常排尿冲洗作用下，虽然这些致病菌不断繁殖，逆向进入尿道，但同时也在被杀灭和被尿液冲出体外，所以不会引起感染。而当机体抵抗力减弱，如劳累、性生活过度或饮水量不足、尿液减少的情况下，这些致病菌就会在尿道内大量繁殖，通过射精管逆行侵入前列腺内而引起前列腺炎。此外，尿道的外环境也是引起逆行感染的原因之一，如内裤污染，不洁性生活，浴盆、便器污染，手淫，包皮过长等均可造成致病菌侵入尿道而逆行感染前列腺。尿路感染性疾病，如急性肾盂肾炎、急性膀胱炎、尿道炎、包皮阴茎头炎等可引起病原体沿尿道进入后尿道精阜前列腺开口而感染前列腺炎。另外，良性前列腺增生、尿道结石梗阻尿道、肠道微生物等因素也可导致前列腺炎。常见的因素还有：①性病后引起的慢性前列腺炎；②尿道憩室等存留微生物；③尿道扩张、尿道膀胱镜检查、插导尿管等；④尿道内有异物；⑤机体抵抗力下降；⑥手淫与性活动过多；⑦辛辣食物及饮酒过量等。

对于前列腺炎病原体的检测方面，Shoskes 等提出，病原体培养时间应从 2 天延长至 5 天，这样能够增加 7.5% 的阳性培养结果，并且与继发于革兰氏阳性细菌感染引起的炎症密切相关。有研究发现，在慢性前列腺炎患者中常见的微生物有类芽孢杆菌和变形菌属细菌，前列腺组织中细菌病原体 DNA 与前列腺的炎症密切相关。Nickel 等研究显示，慢性前列腺炎患者和无症状健康人群的前列腺液病原体标准培养的阳性率比较无明显差异，表明采用标准病原体检测方法培养出的细菌并非患者真正的致病菌，仍需要采用更为精确的分子生物学检测手段探索慢性前列腺炎的致病病原体。

自 1954 年 Shepard 首先从非淋病性尿道炎分泌物中分离解脲支原体以来，相继得到许多学者的证实，衣原体引起泌尿生殖系统感染的发病率已超出淋病的感染，成为性传播疾病中最多见的一种病原体，受到医学界的关注。国外报道全球每年衣原体感染新发例数达 1000 万例。李闻文等从 312 例非淋病性尿道炎中发现，衣原体占 46.2%，解脲支原体只占 27.5%，但人型支原体分离率为 33.3%，后两种支原体合并为 60.8%，仅从作者检查结果来看，支原体与衣原体两类相比，在男性尿道炎患者中，衣原体与支原体占具同等地位，无显著差异。

支原体、衣原体虽可存在于正常人群中，但作为泌尿生殖道病原愈来愈受人们的重视。支原体是一类缺乏细胞壁、形态呈多样性、大小介于细菌与病毒之间的，属于无生命培养基生长繁殖的最小原核细胞型微生物。目前能引起人体泌尿生殖系统感染的支原体主要有解脲支原体（Uu）和人型支原体（Mh）两种。支原体所引起的疾病最常见的是非淋菌性尿道炎（nongonococcal urethritis，NGU），有 30%～40% 的非淋球菌尿道炎由解脲支原体所致，且无症状者较多，如不能得到及时的诊治，男性不仅可引起精囊炎、附睾炎和前列腺炎，还可引起不育症。解脲支原体的致病机制可能与其侵袭性酶和毒性产物有关。解脲支原体吸附宿主细胞后，可产生磷脂酶分解细胞膜中的磷脂，影响宿主细胞生物合成，尿素酶分解尿素产生氨，对细胞有毒性作用，产生的 IgA 蛋白酶可降解 IgA 形成 Fab 和 Fc，破坏泌尿生殖道黏膜表面 IgA 的局部抗感染作用，有利于解脲支原体黏附于泌尿生殖道黏膜的柱状上皮细胞表面而致病，这就是非淋菌性尿道炎 80% 以上都由解脲支原体所致的原因。非淋菌性尿道炎不及时治疗或治疗不当，若上行感染引起前列腺炎或附睾炎，对机体产生更大的危害。

（李燕宁 张永青 林红兰 整理）

9. 自身免疫异常可引起前列腺炎

目前为止，慢性前列腺炎的发病机制仍不清楚。近年来研究显示，慢性前列腺炎的发病机制可能与免疫异常密切相关，在患者前列腺液（EPS）或精液中检测到了炎症细胞因子水平变化，如肿瘤坏死因子（TNF-α）、干扰素（IFN-γ）、白介素（IL-1、IL-6、IL-8、IL-10）等，且其表达水平与症状有一定的相关性。除此之外，研究还发现，前列腺腺泡内有大量 T 淋巴细胞浸润，且腺泡内浸润的 T 淋巴细胞与精液中细胞因子的水平相关，这也说明免疫反应参与了慢性前列腺炎的发生与发展。

前列腺特异性抗原（prostate specific antigen，PSA）是由前列腺上皮细胞合成分泌至精液中的特异性蛋白，是精浆的主要成分之一。针对血清中前列腺特异性抗原浓度升高的患者，临床通常会采取前列腺穿刺的方法评估诊断是否为前列腺癌，其中，部分患者的穿刺病理报告显示为前列腺炎。这说明前列腺特异性抗原可能与前列腺炎的发病过程有关。

Alesander 等将输精管闭锁患者的精液（主要成分是前列腺液）分别与从前列腺炎患者及正常人外周血中提取的白细胞一起培养，观察到前列腺炎组 $CD4^+$ T 淋巴细胞出现明显的增殖反应，正常组 $CD4^+$ T 淋巴细胞未出现明显的增殖反应，从而证明了前列腺炎患者体内存在自身免疫性抗原物质。Ponniah 等实验研究也验证了这一结果。

Hou 等通过对 Aire-KO 和 WT 鼠等慢性前列腺炎模型的各种指标对比发现，前列腺特异性抗原和精囊蛋白可能是导致前列腺炎发病的自身免疫性抗原物质。由此推论，前列腺特异性抗原、精囊蛋白为前列腺炎自身免疫性抗原物质，诱导着前列腺炎的发生与发展。

有学者认为前列腺炎可能是一种自身免疫疾病，且性激素不平衡可增加自身免疫疾病。在前列腺炎患者的前列腺组织、血清、前列腺液中都存在着免疫球蛋白，其中 IgA 和 IgG 含量明显高于正常男性，这表示前列腺对异物的免疫应答。在前列腺液中，非特异性 IgA 和 IgG 是主要免疫球蛋白，IgA 被认为是由前列腺上皮分泌的。而在前列腺组织中，免疫球蛋白以 IgM 为主，占 85%，沉积在腺泡、腺泡周围组织和血管壁，其次为 C3，占 44%，IgA 占 33%，无 IgG 存在。在精液中可测到免疫球蛋白包裹的致病菌。一组前列腺炎的病原学研究显示，114 例前列腺组织标本中，病原体检测阳性为 59 例（52%），阴性为 55 例（48%）。可见，近一半前列腺炎患者找不出病原体。因此，免疫与前列腺炎的关系越来越引起人们关注。

Dunphy 等在慢性前列腺炎患者血清中发现了针对前列腺相关蛋白的特异性自身 IgG 的抗体。Bai 等针对 69 例慢性前列腺炎患者和 25 例健康受试者的研究显示，与健康受试者相比，慢性前列腺炎患者外周血单核细胞中 FOXP3 基因 mRNA 水平显著降低，血中肿瘤坏死因子 - α（tumor necrosis factor- α，TNF- α）水平显著升高，而转化生长因子 - β1（TGF- β1）水平显著降低。外周血中 $CD4^+$、$CD25^+$ 调节性 T 细胞的比率并没有明显变化。作者推测，FOXP3 和血中 TNF- α、TGF- β1 等细胞因子的变化很可能会影响 $CD4^+$、$CD25^+$ 调节性 T 细胞抑制功能，提示自身免疫是慢性前列腺炎潜在的发病机制。

根据动物模型结果，前列腺炎可自发产生由 T 细胞调控的迟发型超敏反应，且可通过继承性转移，这些都是自身免疫机制的有力证据，但并不一定适合人类；需要积累大量临床资料进一步证实。但是，到目前为止免疫学研究认为，仍有部分细胞因子的作用机制仍不明确，如 IL-2、IL-17。因此，慢性前列腺炎的免疫发病机制仍需进一步研究。

10. 促炎性细胞因子产生过多可引起前列腺炎

前列腺炎的发病机制可能是机体在外界各种因素的刺激下，机体内前列腺局部抗原暴露，经抗原呈递细胞激活机体的免疫机制，促炎性细胞因子产生增多，抗炎性细胞因子含量改变，使机体发生组织损伤，Thl/Th2、Th17/Treg 发生偏移。

（1）肿瘤坏死因子 -α（tumor necrosis factor-α，TNF-α）：TNF-α 是由活化的单核巨噬细胞产生的一种小分子蛋白，主要作用于内皮细胞，通过增加黏附因子的表达而促进中性粒细胞吞噬、抗感染的作用，在自身免疫性疾病的病理损害过程中发挥作用。He 等通过研究对比 57 例慢性前列腺炎患者与 12 例健康成年男性的尿常规、前列腺液常规中细胞因子水平的变化发现，Ⅱ型和Ⅲ A 型前列腺炎患者体液中 TNF–α 的含量明显高于Ⅲ B 型前列腺炎患者及正常对照组，且 TNF-α 的浓度与白细胞计数之间存在正相关性，由此可见，TNF-α 在Ⅱ型和Ⅲ A 型前列腺炎发病机制中具有一定作用。

（2）干扰素 -γ（IFN-γ）：IFN-γ 属于Ⅱ型干扰素，是由 T 细胞和 NK 细胞活化后产生的一种具有多种功能的活性蛋白，是 Th1 细胞的标志性细胞因子。何庆鑫等通过对前列腺炎患者前列腺液中 IFN-γ 浓度的分析，发现Ⅲ A 型、Ⅲ B 型患者前列腺液中 IFN-γ 的浓度较对照组上升，IFN-γ 可直接或间接的引起前列腺组织的损伤，在前列腺炎的免疫调节和免疫损伤中具有重要意义。在精液内白细胞介素 -6（IL-6）的含量有可能成为前列腺炎患者的分型诊断指标及评价病情程度的生物学指标。IL-6 在发病过程中有抗炎的作用。

（3）白细胞介素 -10（IL-10）：IL-10 是由 Th2 细胞、活化的 B 细胞等产生的抗炎性因子，在各种炎症反应中发挥着下调炎症反应、拮抗炎性介质的作用。徐斌先等对Ⅲ型慢性前列腺炎患者进行美满霉素治疗，对患者血清中的 IL-8、IL-10、TNF-α 含量进行分析，发现与治疗前比较，血清内 IL-8、TNF-α 含量下降，IL-10 含量升高；对Ⅱ型和Ⅲ型前列腺炎患者的细胞因子进行比较，发现Ⅲ型前列腺炎患者的 IL-10 升高更为明显，由此推断，IL-10 有助于慢性前列腺炎的分型。

研究发现，只有 IL-8 在前列腺炎、良性列腺增生患者精液内的含量较对照组上升，差异有统计学意义。Huang 等也对这一结果进行了验证。因此认为，IL-8 加速了前列腺炎、良性前列腺增生疾病的进展。在前列腺组织中存在特异的 Th1 细胞和 Th17 细胞的应答反应，严重的前列腺炎症和大量的 CD4$^+$ T 细胞和巨噬细胞浸润。在 PAg 诱导 IL-17 全身敲除的小鼠中，前列腺组织也可出现上述现象。但在 PAg 诱导 IL-4 或者 IL-12p40 全身敲除的小鼠中，前列腺组织出现不同的变化。表明 IL-17 在自身免疫性非细菌性前列腺炎的发生中并非必要的细胞因子，而 IL-4 和 IL-12p40 在自身免疫性非细菌性前列腺炎发生过程中起到重要的调控作用。Penna 等提出前列腺间质细胞可作为抗原提呈细胞和 Toll 样受体（Toll-like receptor，TLR）激动剂参与前列腺特异性的炎症应答，生成大量的促炎性细胞因子（如 IL-6、IL-8）和趋化因子，从而介导前列腺的炎症反应和增生。

11. 性激素失衡在前列腺炎发生发展中起重要作用

在男性的一生中，前列腺是性激素依赖的雄性内生殖器附属腺，体内性激素水平在调节前列腺生长、功能和前列腺疾病发生中起重要作用。实验发现，阉割或雄激素水平下降同样能引起小鼠前列腺炎，这些前列腺组织切片显示严重的、多灶性慢性炎症，与雌激素诱导的前列腺炎具有同样病理变化。同时发现给予略高于生理水平的睾酮能降低 17-β-雌二醇诱导的炎症发生率且能减轻炎症程度，而二氢睾酮则无此作用。用丙酸睾酮能够逆转 17-β-雌二醇的作用。Yatkin 等认为新型雌激素受体调节因子 Fispemifene 能够减轻鼠前列腺组织的炎症反应。Jia 等的研究显示，雌二醇单独处理去势的大鼠能够诱导大鼠产生非细菌性前列腺炎，而且血中炎性因子的水平显著升高，如肿瘤坏死因子 -α（tumor necrosis factor-α，TNF-α）、环氧合酶 -2（cyclooxygenase-2，COX-2）、巨噬细胞炎性蛋白质 -1（macrophage inflammatory protein-1，MIP-1）等显著升高。雄激素能够呈剂量依赖性地减少雌二醇诱导的前列腺炎大鼠血中上述炎性因子的水平。雌二醇诱导的小鼠模型和人类慢性无菌性前列腺炎具有一定的可比性，和人类慢性无菌性前列腺炎发生和发展有惊人相似之处，因为人类慢性无菌性前列腺炎通常发生在雄激素水平下降年

中国医学临床百家

龄段。睾酮的作用机制可能与其阻断雌激素诱导基质金属蛋白酶活化有关，在雌二醇诱导的小鼠前列腺炎症中，这种效应能被睾酮所阻断，并相应地减轻炎症，而二氢睾酮则无此作用。有观点认为低睾酮水平是某些患者出现慢性无菌性前列腺炎的原因。但到目前为止，缺乏血清睾酮水平与慢性无菌性前列腺炎关系的研究，描述性激素在人类无菌性前列腺炎发生中作用的临床证据依然不足。

总之，在动物模型中雌二醇水平增高能诱发慢性无菌性前列腺炎，是引起无菌性前列腺炎发生的本质，雄激素水平下降也能诱发前列腺炎；高于生理剂量的睾酮能够减轻前列腺内炎性反应。临床上，通过降低血清和前列腺内雌二醇浓度来治疗慢性无菌性前列腺炎的方法已有成功报道；已有证据表明慢性前列腺炎患者性功能衰退程度和血清睾酮水平相关，但是其确切角色和机制，仍需要进一步研究。

12. 慢性炎症性肠病可导致前列腺炎

前列腺疾病与直肠和肛门疾病可互为因果关系。结肠属于前列腺相邻器官，如果发生炎症性病变可导致前列腺炎。炎症性肠病（inflammatory bowel disease，IBD）是一种病因尚不清楚的慢性非特异性肠道炎症性疾病，包括溃疡性结肠炎（ulcerative colitis，UC）和克罗恩病（Crohn's disease，CD）。慢性炎性肠病患者出现疼痛的症状与慢性前列腺炎患者难于鉴别。溃疡性结肠炎最常发生于青壮年时期，病程多在 4 ～ 6 周以上，临床表现为持续或反复发作的黏液脓血便，腹泻，轻度或中度下腹部疼痛，有大便前腹部疼痛，大便后缓解的规律，常伴有里急后重，并发炎症严重时出现发热、腹部疼痛加剧、贫血、消瘦、皮肤结节性红斑、关节疼痛、会阴部位疼痛等症状。超过 6 周的腹泻可以与多数感染性肠炎鉴别。

慢性非特异性溃疡性结肠炎，以溃疡为主，多累及远端结肠或整个结肠，严重者，结肠溃疡穿孔可引起腹膜炎、结肠或直肠周围脓肿、直肠膀胱瘘、肛门直肠瘘等并发症，常见诱发原因有情绪激动、劳累、着凉、饮食失调、过敏和继发感染等。由于结肠、直肠均与前列腺相邻，结肠炎发病后可致前列腺水肿。慢性溃疡性结肠炎的许多症状与前列腺炎相同，如下腹疼痛、肛周疼痛、会阴部和耻骨上区不适、情绪紧张和失眠、腰痛等，其主要不同的表现为，结肠炎多腹泻，重者每日 10 ～ 30 次，粪便内有脓血等，而前列腺炎无脓血便，但长期腹泻可引发前列腺炎，应通过粪便常规检查和肠镜检查等相鉴别。慢性前列腺炎与慢性结肠炎在治疗上的共同点是，适当休息，使患者了解病情，减少顾虑，避免精神上的紧张与烦恼，做到心情舒畅尤为重要。在慢性结肠炎没有治愈时，慢性前列腺炎症状很难消失。

13. 痔和肛窦炎患者中约 1/3 同时患有前列腺炎

临床上发现，慢性前列腺炎患者如果合并有肛门周围病变，治疗效果往往不理想，往往容易复发，所以应该两种疾病同时治疗，尤其是在诊断前列腺炎时应该认真询问病史和细致检查，进行鉴别诊断。

（1）痔：在成年人痔的患者中约 1/3 同时患有前列腺炎。研究发现，直肠下段的痔静脉丛与泌尿生殖静脉丛之间有 2～6 条小的痔生殖静脉交通支，将直肠回流的静脉血液单向输送到前列腺周围的泌尿生殖静脉丛。这一发现表明，直肠肛门周围感染的病原体也可以通过静脉及淋巴或直接播散的形式感染前列腺。所以，治疗前列腺炎时应考虑是否患有痔。许多资料研究显示，痔和肛窦炎与前列腺炎密切相关。这与痔和前列腺血运、淋巴回流有关，正常情况下，痔静脉丛有两种交通静脉，即痔间交通静脉和痔生殖静脉。门静脉系统血液经此分流到前列腺静脉丛，进而经髂内静脉进入体循环。

1985 年，Shafik 通过痔血管丛造影证实，痔生殖静脉有静脉瓣的单向血流作用，即直肠下段痔静脉丛回流的血液单向输入到前列腺周围的泌尿生殖静脉丛。只允许血液从痔静脉丛流向前列腺，而体循环血液不能流向门静脉，在排便时，直肠收缩，此分流现象更加显著。同时，肛门淋巴管的回流通过肥厚、增大的肛垫区淋巴管与前列腺淋巴管互相有交通支，汇集到盆腔（大循环）。因此，门静脉内来自直肠的细菌（如大肠埃希菌）和其他病原体可以经过此途径到达前列腺，引起前列腺炎。直肠病变严重程度和持续时间均直接影响前列腺炎患者的临床表现和治疗效果。

肛肠外科感染性疾病与前列腺疾病有着密切的关系。因为前列腺和直肠均属于盆腔血管、淋巴管、神经共同支配范围之内。所以，直肠感染性疾病、肛窦炎、肛门周围脓肿、肛瘘、混合痔等围绕前列腺腺体周围区域的感染病灶，均为前列腺炎感染的危险因素。前列腺和肛门周围病变可以互相感染而形成恶性循环，尤其是晚期混合痔是引起前列腺炎的主要原因之一。所以，首先治疗肛门周围病变是非常必要的。

（2）肛窦炎：泌尿科医生对前列腺炎有较清楚的认识，但容易忽略并存的肛窦炎。虽然肛肠科医生对肛窦炎的认识较清楚，却容易忽略患者伴有前列腺炎，使患者得不到有效治疗。肛窦炎疼痛的表现：肛窦感染后，肛门括约肌受到刺激，可引起括约肌轻度或中度痉挛收缩，常有短时间阵发性钝痛，或疼痛持续数小时，严重者疼痛可通过阴部内神经、骶神经、会阴神经和肛尾神经放射到臀部、骶尾部、股后部及会阴部等处，引起酸痛不适或排尿不畅，出现泌尿系统症状。细菌性前列腺炎的疼痛表现：疼痛不适可表现在会阴、肛周、耻骨上、下腹部、腰骶部、腹股沟、阴囊、大腿内侧及睾丸和尿道内。所以，疼痛不适与肛窦炎的反射性痛相似，容易造成漏诊、漏治，降低临床治疗效果。

由于肛门淋巴管与前列腺淋巴管有丰富的交通支，因此，门静脉中携带着来自肛窦及直肠的细菌（如大肠埃希菌）到达前列腺，引起前列腺发炎、水肿、纤维化。而前列腺炎性水肿及纤维增生均可通过阻遏直肠肛管血液回流使原有肛门周围感染性疾病症状加重，如此形成恶性循环。以上解剖学特性决定了前列腺炎存在的必然性，同时也肯定了经直肠给药治疗前列腺炎的合理性。故在治疗前列腺炎时首先治疗肛窦炎可对细菌性前列腺炎的治疗起到明显的促进作用。

14. 慢性前列腺炎患者有较高的精索静脉曲张发病率

慢性前列腺炎及精索静脉曲张均为中青年男性生殖系统的常见病，二者在男性中的发病率分别为 2% ～ 16% 和 10% ～ 15%。Lotti 等研究显示 20.1% 精索静脉曲张患者合并慢性前列腺炎；程光林报道，在 88 例慢性前列腺炎患者中同时患有精索静脉曲张者 52 例（59.1%），而在 86 例健康人中患有精索静脉曲张的有 29 例（33.72%），两组有显著差异。

有人认为，慢性前列腺炎患者同时患有精索静脉曲张的机会高达 32.5% ～ 50%。蒋立斌等对 177 例门诊患者的研究发现，慢性前列腺炎合并精索静脉曲张的患者高达 55.81% ～ 61.04%。但笔者在临床工作中并未发现有如此高的概率。Pavone 等（2000 年）对 2554 例门诊患者进行回顾性研究，发现慢性前列腺炎患者中精索静脉曲张的发生率高达 14.69%，明显高于对照组的 5.08%，但以上研究均为回顾性研究，仍然需要有前瞻性的研究以证实两者发病率的相关性。

病理学研究证实，约有 89.4% 的慢性前列腺炎患者存在前列腺静脉扩张。影像学的研究支持盆腔静脉疾病一体化的概念。Kazama 等对 380 例不育男性经直肠超声的研究发现，42.9% 的慢性前列腺炎患者和 42.7% 的精索静脉曲张患者表现为前列腺炎静脉扩张。Sakamot 通过超声检测前列腺炎静脉丛的平均血流、峰流速及前向血流指标，发现双侧精索静脉曲张患者较单侧精索静脉曲张患者高，而单侧精索静脉曲张患者比没有精索静脉曲张者高。推测精索静脉曲张与前列腺炎静脉丛存在相关性。

慢性前列腺炎可能是盆腔静脉性疾病的一部分，但是也可能反之，即因为前列腺疾病存在产生的代谢产物、静脉内的滞留物质造成盆腔静脉系统的扩张改变，形成恶性循环，使前列腺炎病变迁延不愈。近来研究显示，前列腺炎与精索静脉曲张在盆腔静脉淤血、免疫反应、氧化应激等方面存在病因学的相关性。既往研究显示，慢性前列腺炎引起局部组织和器官充血水肿，长期淤血引起组织慢性缺氧使静脉增宽、侧支循环增多，造成盆腔静脉曲张。因此，部分没明确病因的前列腺炎可能与盆腔静脉性疾病相关联，但尚须进一步研究以明确。

15. 神经精神因素可引起慢性前列腺炎

慢性前列腺炎较重的患者长期失眠，常伴有神经精神症状，这类患者长期处于精神紧张状态，并有抑郁症状，因此，社会心理和环境因素与前列腺炎的发病具有相关性。

（1）性侮辱、身体或情感侮辱与慢性前列腺炎的关系研究发现，儿童时期受到性侮辱的男性患慢性前列腺炎的概率明显提高。Jim C Hu 等为了探索儿童或成年人既往所经历的性、身体及情感方面侮辱与慢性前列腺炎的相关性，对居住在美国波士顿地区 30 ～ 79 岁的 5506 名成年人进行了问卷式调查，有 2301 名男性完成了调查问卷，结果 119 名男性具有慢性前列腺炎盆腔疼痛症状，受访者中 749 名既往经历了性、身体或情感方面的侮辱。进一步分析显示，儿童时期受到性侮辱、身体或情感侮辱的男性慢性前列腺炎发病率明显升高。

（2）性伴侣状况与慢性前列腺炎的关系

为了调查性伴侣状况对慢性前列腺炎患者的影响，Dean ATripp 等对 25 对慢性前列腺炎和 25 对无前列腺炎病史的男性及其性伴侣进行了调查，调查内容包括性伴侣精神状态，如压抑和焦虑、生活质量和体能运动，结果发现性伴侣高度压抑和体能运动较差者，慢性前列腺炎患病率明显增高。尽管慢性前列腺炎患者生活质量对其性伴侣会产生明显负面影响，但是有关性伴侣的各种状态对慢性前列腺炎患者负面影响的了解甚少。研究提示，在积极治疗慢性前列腺炎患者的同时，应该重视对其性伴侣的关注，必要时应该纳入慢性前列腺炎治疗程序。

（3）神经机能障碍与慢性前列腺炎的关系

Zermann 等研究发现，80% 以上的盆腔疼痛患者均存在明显的盆底或外侧尿道括约肌肌电活动和功能异常，而这种典型的异常表现常见于骶髓以上的脊髓病变中，这提示慢性前列腺炎患者可能有潜在的脊髓病变。研究还表明，神经生长因子（nerve growth factor，NGF）参与慢性前列腺炎的发病过程，前列腺组织产生神经生长因子，并通过交感神经纤维和神经感受器纤维表面酪氨酸激酶受体 A（tyrosine kinase receptor A，TrkA）逆向转运至神经元胞体发挥作用。

痛觉过敏现象中往往伴随炎症反应。神经生长因子通过使痛觉感受器敏感化，增加 P 物质和钙基因相关肽，从而促使肥大细胞释放组胺并导致中枢敏感化，在痛觉过敏的炎症过程中发挥重要作用。长期的盆底疼痛症状使患者产生焦虑、压抑、失眠等症状，在慢性前列腺炎患者中有 20% ～ 50% 出现明显精神症状，多表现为悲观失望。有 3% ～ 6% 的患者具有自杀倾向，虽然发病机制仍不清楚，但应该引起医生的高度关注。

前列腺炎的诊断与所面临的困难

16. 前列腺炎症状多样而复杂

前列腺炎患者的症状多样而复杂，而某些症状发生机制也不太清楚。有时前列腺液中含有大量脓细胞，患者却无症状。临床常见症状和体征有以下几个方面。

（1）全身症状：一般没有显著的全身症状，偶尔在急性前列腺炎或形成脓肿时才有发热、乏力、虚弱、厌食、恶心、呕吐、寒战、虚脱或败血症表现。在突然发病时，全身症状可掩盖局部症状。急性前列腺炎可并发附睾炎、精囊炎和输精管炎，重者可引起肾绞痛。

（2）排尿症状：慢性前列腺炎患者常因为伴有后尿道精阜部位炎症，可引起膀胱刺激症状，排尿时尿道灼痛，可放射到阴茎头部。清晨尿道口有黏液、黏丝及脓性分泌物，可出现终末血尿、排尿困难及尿潴留等。

（3）局部症状：后尿道、会阴部和肛门部不适，有重压、饱胀感，久坐、下蹲或大便时为甚。

（4）放射痛：胸神经至骶神经支配范围内均可出现，以下腰部疼痛多见。前列腺和精囊由丰富的交感神经支配，有炎症时其体积增大，张力增加，可刺激交感神经，引起转移性腰痛。疼痛可放射到阴茎、阴囊、双侧睾丸、双侧腹股沟区、会阴部、耻骨上区、大腿、臀部和直肠等处。

（5）性功能障碍：性欲减退或消失、射精痛、血精、早泄、阳痿和遗精等。

（6）神经系统症状：慢性前列腺炎可并发神经精神症状，表现为乏力、眼花、头晕、失眠和忧郁。患者工作时精力不集中，悲观情绪严重，认为疾病不可能治愈。国外有多数学者认为，80%以上前列腺炎患者会出现某种精神心理方面的问题，33%有焦虑或抑郁，6.2%有自杀念头。患者多方求医，久治不愈，精力、财力损失是造成患者精神、神经系统改变的客观原因之一。

（7）其他表现：长期患前列腺炎未经系统治疗者，可引起全身骨关节等变态反应性或风湿性改变，表现为神经炎、神经痛、虹膜炎、结膜炎及关节炎等。

（8）生育影响：前列腺和精囊感染严重时，可导致精子数量减少，极个别患者影响生育。

流行病学调查发现，慢性前列腺炎临床表现中，骨盆区域疼痛或不适52%，排尿疼痛23%，性生活不适22%，尿频66%，排尿不适 74%。因此，明确患者症状及其程度，便于采取有针对性的治疗措施。

在此需要强调，慢性前列腺炎仍是排除性诊断。在欧洲泌尿外科学会提出的《慢性骨盆疼痛指南》中，慢性前列腺炎是造成慢性骨盆疼痛综合征的一种情况。在有"骨盆区域疼痛或不适"和（或）"排尿异常"的患者中，需要进行认真细致的鉴别诊断。

17. 急性细菌性前列腺炎（Ⅰ型）常见症状与诊断程序

急性细菌性前列腺炎，就是临床分类的Ⅰ型前列腺炎，患者起病急、症状重，通常具有明确疲劳、感冒、过度饮酒等诱因，因此专科医生结合患者的临床表现诊断并不困难，如果治疗不及时、不彻底，可以发展为前列腺脓肿，并可以转为慢性前列腺炎。

（1）急性细菌性前列腺炎的主要症状

①全身症状：表现为高热、寒战、肌肉和关节疼痛、全身不适，可以出现恶心、呕吐和厌食，严重者可出现菌血症。

②尿路刺激症状和疼痛：患者有明显的尿急、尿痛、尿频症状。由于前列腺和尿道的严重炎性水肿，患者可以出现急性尿潴留及前列腺部位疼痛、会阴部疼痛、性功能减退，或并发急性精囊炎、急性附睾炎、急性输精管炎和肾绞痛等，甚至出现血尿和血精等症状。

（2）急性细菌性前列腺炎的诊断与鉴别诊断

①详细询问患者的病史并结合临床表现不难诊断。患者起病急，可以局部和全身症状同时出现，经常与膀胱和尿道的感染同时存在，可以导致急性尿潴留。应该区别其他部位来源的感染。

②急性细菌性前列腺炎患者常有剧烈疼痛，而患慢性前列腺炎时，可能有疼痛，也可能无疼痛。良性前列腺增生或癌症早期，常无疼痛。当有前列腺癌骨转移时，则有剧痛。良性前列腺增生压迫尿道影响排尿时，也可致膀胱疼痛。对老年患者应该认真细致鉴别诊断。

③急性细菌性前列腺炎有脓肿形成时，其疼痛常局限在会阴部，呈灼痛、刀割样痛、跳痛感。有尿潴留时膀胱胀痛，可将前列腺疼痛掩盖。此种疼痛应与直肠周围脓肿、尿道周围脓肿、尿道周围尿外渗疼痛相鉴别。

④直肠指诊：前列腺肿胀、触痛明显、发热，此时禁止行前列腺按摩。

⑤尿常规检查：可见大量白细胞或红细胞，如果症状持续10天以上，体温持续升高，出现肉眼血尿、应经超声检查除外前列腺脓肿形成。

⑥血液常规检查：白细胞总数增高，中性粒细胞增高。必要时行血液细菌培养及药物敏感实验。

⑦超声检查了解前列腺的大小，排除脓肿、结核、结石、前列腺癌等。

18. 慢性前列腺炎（Ⅱ型和Ⅲ型）的常见症状与诊断建议

（1）慢性前列腺炎Ⅱ型和Ⅲ型患者常见症状

慢性前列腺炎临床表现各不相同，往往不具特异性。典型的慢性前列腺炎有以下表现，但不会同时出现在一个患者身上。

①尿道灼热或疼痛、尿频、尿急、尿痛、尿分叉、尿等待、尿不尽、尿滴沥和大小便后有白色分泌物从尿道流出。上述表现很难与良性前列腺增生相鉴别。

②慢性前列腺炎患者常有各种反射性疼痛，常见的反射部位有：会阴部、肛周、耻骨区、下腹部、腰骶部、腹股沟区、大腿内侧、阴囊、双侧睾丸、阴茎和阴茎头有坠胀疼痛或剧烈疼痛等。有人统计了358例慢性前列腺炎患者，其中有反射性疼痛者248例（69.3%），其中腰背部64例，会阴部35例，耻骨上区22例，腹股沟区18例，睾丸18例，阴茎及尿道14例，直肠13例，双侧股部12例，呈肾绞痛10例，髋部10例，肾区8例，骶部5例，呈坐骨神经性痛5例，膀胱颈区、腿部和膝部各4例，臀部2例。

由于慢性前列腺炎放射疼痛范围广泛，有时易与腰骶部、骶髂部疾病，急性阑尾炎，胆囊炎及肾、输尿管、睾丸、附睾、尿道、阴茎等疾病相混淆，应认真细致地进行检查和鉴别诊断。有时慢性前列腺炎疼痛也可反射至阴囊。阴囊内容物的疼痛应区别是睾丸、附睾还是精索的疼痛。此类疼痛，常向上放射至腹股沟区或下腹部和肾区。而肾脏、前列腺、输尿管疾病的疼痛亦可放射至阴囊内。正常睾丸痛觉很敏感，急性睾丸炎或外伤时，可有严重疼痛，但睾丸肿瘤、睾丸梅毒时则常无疼痛，睾丸扭转时会有剧痛，医生需要进行细致的鉴别诊断。

③严重的焦虑情绪、失眠、记忆力减退。

④痛性阴茎勃起、射精痛、频繁遗精、勃起功能障碍、早泄和偶尔出现血精现象。部分不育患者中，前列腺炎可能是一个很重要因素。

（2）慢性前列腺炎（Ⅱ型和Ⅲ型）的诊断程序

①细致询问病史，耐心倾听患者主诉。

②行前列腺直肠指诊，排除良性前列腺增生和其他前列腺疾病。有些医生往往忽视或不愿意亲自做这项检查。

③前列腺液检查。通常慢性前列腺炎患者的前列腺液内卵磷脂小体减少，白细胞＞10个/HP，重者有脓细胞或红细胞。由此看出，如果化验白细胞是9个/HP就不能诊断前列腺炎，这也不是很科学的诊断指标。

④前列腺液培养与药物敏感性试验。目前所用的方法及药敏试剂不尽相同，有时所取标本污染（如尿道的污染）会造成错误的诊断，所以，这项检查仅作为诊断和用药参考。

（3）慢性前列腺炎（Ⅱ型和Ⅲ型）的诊断建议

①必需项目：病史、体格检查（包括直肠指诊）、尿常规检查、前列腺按摩液常规检查。

②推荐项目：NIH-CPSI（美国国立卫生研究院慢性前列腺炎

症状评分指数）、下尿路病原体定位检查："四杯法"或"两杯法"。

③可选择项目：精液常规及病原体培养、尿细胞学、前列腺特异性抗原；尿流率、侵入性尿动力学检查（包括压力－流率测定或影像尿动力学）、尿道膀胱镜；经腹或经直肠 B 超（包括残余尿量测定）；CT、MRI（磁共振）；前列腺穿刺活检。

19. 前列腺炎出现血尿的特点与鉴别诊断

（1）引起血尿的常见病因

血尿的常见原因有泌尿系统结石、感染、肾炎、肿瘤、畸形、外伤、化学及药物损害等。全身性疾病有血液病、感染性疾病、结缔组织及变态反应性疾病，心血管、内分泌、代谢疾病。尿路邻近器官疾病及其他原因的血尿，如运动后血尿、特发性血尿等。前列腺炎、精囊炎和前列腺癌等也可以引起血尿。

血尿依其与排尿的先后可分为初血尿、终血尿和全程血尿。初血尿为尿道病变引起，如尿道损伤、肿瘤、肉阜等；无排尿时的出血称尿道流血；终末血尿为膀胱颈部和三角区或后尿道病变所引起，如急性膀胱炎、膀胱肿瘤或结石、前列腺病变等；全程血尿则来自上尿路或膀胱，还应考虑泌尿系以外的疾病。

（2）前列腺炎出现血尿的特点与鉴别诊断

①前列腺炎患者的血尿为终末血尿。多伴有尿急、尿痛、尿频及排尿困难等症状。无痛性血尿伴血块者多考虑膀胱、前列腺恶性肿瘤。

②伴血丝者考虑肾、输尿管肿瘤等。如病程短，两次发作之间症状完全消除者，多为非特异性膀胱炎、前列腺炎等。如同时伴有高热、寒战、腰痛、尿路刺激症状，则考虑为肾盂肾炎和急性前列腺炎。

③前列腺结石比较少见。多数是经前列腺超声或骨盆 X 线平片检查发现的钙化灶，一般为多发、散在小结石（直径 0.1 ~ 0.3cm），常见于老年人及有慢性前列腺炎及泌尿系结石患者。前列腺炎有利于结石形成，而结石可作为感染的核心并容留细菌，它们互为因果，关系密切，在治疗上比较困难。前列腺结石合并的炎症表现与慢性前列腺炎相同，且反复发作。

④前列腺结核、精囊结核在无附睾结核时，不易与非特异性前列腺炎和精囊炎鉴别，两者可同时存在。但一般结核病变呈结节状，有轻微的会阴部或直肠不适。在行尿道镜检查时，精阜充血、有结核结节或溃疡，有脓性分泌物。合并有生殖器官结核者，如附睾结核、前列腺结核者，提示有肾结核、活动性肺结核。Auerbach 等对 728 例诊断为肺结核后存活 5 年以上而后死亡的患者进行尸检，发现前列腺结核达 100 例。Greenbey 在尸检时发现，患附睾结核者全部存在前列腺结核。

⑤附睾结核常伴有肺、肾、膀胱结核病史及结核中毒症状。尿急、尿痛、尿频，尿液浑浊。精液及前列腺液明显减少，涂片可发现结核杆菌。伴附睾、输精管或精囊结核时有血精、附睾肿块，输精管呈串珠状样改变。直肠指诊，前列腺有结节状、硬

化，呈对称猫眼状钙化。B 超检查难以与前列腺癌相鉴别，需进行穿刺活检。膀胱镜检查可发现膀胱结核等，并可取活检送病理检查。

⑥慢性前列腺炎与附睾炎可互为因果，尿道感染和尿道狭窄可以并发前列腺炎，应注意鉴别诊断。输精管下接附睾尾，上连精囊和前列腺，一般有附睾炎的患者常伴有输精管炎，严重者往往与前列腺炎同时存在。

20. 慢性前列腺炎症状评分指数

慢性前列腺炎是困扰泌尿外科医生和广大患者的一种疾病，对于该病的评估和疗效的判断一直缺乏有效的工具，为了对慢性前列腺炎临床症状进行客观、准确的评价，并应用于统一分析和科学研究，美国国立卫生研究院（NIH）组织专家制定并提出了慢性前列腺炎临床症状的客观评价标准：慢性前列腺炎症状评分指数（chronic prostatitis symptom index，CPSI），其可以用来研究前列腺炎三个主要症状：疼痛（部位、严重性和频率）、排尿异常（排尿刺激症状和梗阻症状）及对生活质量的影响。慢性前列腺炎症状评分指数共由 9 个问题组成，该系统为医生的临床和科研工作提供了参考和有益的帮助。

美国国立卫生研究院慢性前列腺炎症状评分指数(NIH-CPSI)如表 2-1 所示，其主要内容：问题 1 ～ 4 测量患者的疼痛或不适，分值为 0 ～ 21 分，其中，疼痛部位为 0 ～ 6 分，疼痛的频率为

$0 \sim 5$ 分，疼痛的严重程度为 $0 \sim 10$ 分；问题 $5 \sim 6$ 是关于排尿症状的问题，分值为 $0 \sim 10$ 分；问题 $7 \sim 9$ 是对生活质量的影响，分值为 $0 \sim 12$ 分（括号里的数值是患者选择每一问题时应得的分数）；总分值越高病情越重。

表 2-1 美国国立卫生研究院慢性前列腺炎症状评分指数

一、慢性前列腺炎症状评分指数

1. 疼痛或不适症状评分

（1）在过去的 1 周里，在下述部位有过疼痛或不适吗？

①在直肠（肛门）和睾丸（阴囊）之间即会阴部　　□是（1分）　□否（0分）

②睾丸　　□是（1分）　□否（0分）

③阴茎的头部（与排尿无相关性）　　□是（1分）　□否（0分）

④腰部以下，膀胱或耻骨区　　□是（1分）　□否（0分）

（2）在过去的 1 周，你是否经历过以下事件

①排尿时有尿道烧灼感或疼痛　　□是（1分）　□否（0分）

②在性高潮后（射精）或性生活期间有疼痛和不适　　□是（1分）　□否（0分）

（3）在过去的 1 周是否总是感觉到这些部位疼痛或不适

□从不（0分）　　　□少数几次（1分）　　　□有时（2分）

□多数时候（3分）　　□几乎总是（4分）　　　□总是（5分）

（4）下列哪一个数字最可以描述你过去 1 周内发生疼痛或不适时的"平均程度"（"0"表示无疼痛，依次递增到最严重，"10"表示可以想象到最厉害的疼痛）

□0　□1　□2　□3　□4　□5　□6　□7　□8　□9　□10

续表

2. 排尿症状评分

（5）在过去的 1 周，排尿结束后，是否经常有排尿不尽感

□根本没有（0 分） □5 次中少于 1 次（1 分） □少于一半的时间（2 分）

□大约一半的时间（3 分） □超过一半的时间（4 分） □几乎总是（5 分）

（6）在过去 1 周，在排尿后 2 小时内是否经常感到又要排尿

□根本没有（0 分） □5 次中少于 1 次（1 分） □少于一半的时间（2 分）

□大约一半的时间（3 分） □超过一半的时间（4 分） □几乎总是（5 分）

3. 症状的影响

（7）在过去的 1 周内，你的症状是否总是影响你的日常工作

□没有（0 分） □几乎不（1 分） □有时（2 分） □许多时候（3 分）

（8）在过去的 1 周里，你是否总是想到你的症状

□从不（0 分） □几乎不（1 分） □有时（2 分） □许多时候（3 分）

4. 生活质量

（9）如果在你以后的日常生活中，过去 1 周出现的症状总是伴随着你，你的感觉怎么样

□快乐（0 分） □高兴（1 分） □大多数时候满意（2 分） □满意和不满意各占一半（3 分） □大多数时候不满意（4 分） □不高兴（5 分） □难受（6 分）

二、国际前列腺炎症状评分指数表中的分值包括

（1）"疼痛或不适症状评分"分值为 0 ～ 21 分

（2）"排尿症状评分"分值为 0 ～ 10 分

（3）"症状的影响和生活质量的评分"分值为 0 ～ 12 分

（4）总评分包括（1）～（3），总分为 0 ～ 43 分

三、评分的报道形式

（1）将以上 3 个方面评分分别报道

（2）将疼痛不适与排尿症状评分两项相加后进行报道，范围在 0 ～ 31 分。轻度症状评分在 0 ～ 9 分；中度症状评分在 10 ～ 18 分；重度症状评分在 19 ～ 31 分

（3）报道总评分范围在 0 ～ 43 分，总评分越高，患者临床症状或病情越严重

关于临床症状对生活质量的影响评分主观性比较强，患者很难把握，没有一定的参考标准，因此，可能会影响到评分的准确性。尽管美国国立卫生研究院慢性前列腺炎症状评分指数可以区别慢性前列腺炎，但是其主要应用于病因研究和治疗效果的判定，并不是进行诊断，所以，应当根据中国人的实际情况，建立一套适合于我国的慢性前列腺症状评分系统的标准和专家共识。

21. "四杯法"和"两杯法"诊断前列腺炎的意义

尿液检查包括常规镜检、尿沉渣显微镜检查及尿细菌学检查等。慢性前列腺炎患者尿常规检查多为正常（白细胞＜5个/HP）。在有尿道炎和膀胱炎时，尿常规检查对前列腺炎的诊断毫无意义，抗生素的应用很难了解疾病的真实情况，因为其他疾病如肾盂肾炎、膀胱炎、尿道炎、结石、结核等尿液检查白细胞亦为阳性，所以，尿液检查结果价值有限。但是，Meares Stamey（1968年）的"四杯法"行尿液、前列腺液分段定位培养与菌落计数等，对诊断慢性前列腺炎有参考价值，目前仍然被大多数医院所采用。

Meares Stamey 四杯定位检测法的步骤（图 2-1）：

（1）多饮水，4～6 小时不排尿。

（2）包皮过长者将其翻起，清洗局部。

（3）消毒尿道外口，用消毒棉球揩干，无菌试管置于尿道外口，采尿 10ml，称为第 1 杯尿（VB$_1$），代表尿道标本。

（4）排尿 200ml 弃去，用第 2 个消毒试管取 10ml 中段尿为第 2 杯尿（VB$_2$），代表膀胱标本。

（5）按摩前列腺后，收集前列腺液于消毒容器内，称前列腺按摩液（EPS），置第 3 个试管，代表前列腺标本。留取的前列腺液应该行白细胞镜检、细菌培养与药物敏感试验检测。另外，需要注意的是，如前列腺按摩后收集不到前列腺液，不宜多次重复按摩，可让患者留取前列腺按摩后尿液进行分析。

（6）前列腺按摩后再排尿，以灭菌试管收集初尿 10ml 为第 3 杯尿（VB$_3$），放入第 4 个试管内，代表前列腺及后尿道的标本（图 2-1）。4 个管均做细菌培养和常规检查，如白细胞计数等，由此可明确有无感染及感染的解剖部位。

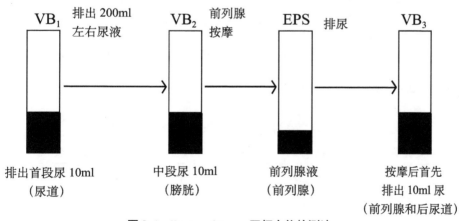

图 2-1　Meares Stamey 四杯定位检测法

对急性前列腺炎（Ⅰ型）患者仅行尿液检查，禁忌行前列腺按摩，应进行中段尿的染色镜检、细菌培养与药物敏感试验，必要时行血培养与药物敏感试验。对慢性前列腺炎（Ⅱ型和Ⅲ型）

患者推荐"两杯法"或"四杯法"病原体定位试验,"四杯法"可以区分男性尿道、膀胱和前列腺感染的部位,对慢性前列腺炎（Ⅱ型和Ⅲ型）分型有帮助。表 2-2 为"四杯法（Meares Stamey 试验）"诊断慢性前列腺炎（Ⅱ型和Ⅲ型）结果分析。

表 2-2 "四杯法"诊断慢性前列腺炎（Ⅱ型和Ⅲ型）结果分析

类型	标本	VB_1	VB_2	EPS	VB_3
Ⅱ型	白细胞	(−)	(+/−)	(+)	(+)
	细菌培养	(−)	(+/−)	(+)	(+)
ⅢA型	白细胞	(−)	(−)	(+)	(+)
	细菌培养	(−)	(−)	(−)	(−)
ⅢB型	白细胞	(−)	(−)	(−)	(−)
	细菌培养	(−)	(−)	(−)	(−)

"两杯法"是通过获取前列腺按摩前、后的尿液,进行显微镜检查和细菌培养。临床主要用于慢性前列腺炎（Ⅱ型和Ⅲ型）的诊断与分型（表 2-3）。

表 2-3 "两杯法"诊断慢性前列腺炎（Ⅱ型和Ⅲ型）结果分析

类型	标本	按摩前尿液	按摩后尿液
Ⅱ型	白细胞	(+/−)	(+)
	细菌培养	(+/−)	(+)
ⅢA型	白细胞	(−)	(+)
	细菌培养	(−)	(−)
ⅢB型	白细胞	(−)	(−)
	细菌培养	(−)	(−)

收集前列腺炎和尿液标本的临床意义：

（1）收集的前列腺液和尿液标本分别做细菌培养、菌落定量计数和药物敏感试验，如第 2 杯尿（VB_2）细菌量 > 1000 个 /ml 为膀胱炎症。

（2）VB_1 和 VB_2 阴性，或 < 3000 个 /ml，而 EPS 或 VB_3 菌落数 > 5000 个 /ml，即 VB_3 超出 VB_2 两倍时，就可以诊断为细菌性前列腺炎。

（3）VB_1 细菌最高污染极限菌落为 100 个 /ml，VB_1 菌数多而超出其他标本者为尿道炎。

（4）前列腺液检查不能区分真性前列腺炎或外周前列腺炎。

（5）治疗期 EPS 或 VB_3 为阳性，而 VB_1 和 VB_2 转阴，更证实为前列腺炎。

22. 直肠指诊是了解前列腺疾病的重要手段

直肠指诊（digital rectal examination，DRE）是泌尿外科医生最常见的检查手段，既简单易行，又有非常重要的诊断价值。对有下尿路症状的患者行直肠指诊非常重要。

直肠指诊首先可以了解直肠内的情况，如有无肿物、息肉等；其次可以了解前列腺的大小、形态、质地、硬度，表面是否光滑、有无结节及压痛，中央沟是否存在、深浅或是否消失，腺体是否固定及肛门括约肌张力情况等。但直肠指诊对前列腺体积的判断不够精确，尤其是以中叶增生为主的患者，目前经腹部超声或经直肠超声检查可以更精确描述前列腺的形态和体积。因此，直肠指诊对泌尿科医生来说是不可以省略的了解前列腺疾病的重要手段。

直肠指诊还可以发现前列腺有无化脓性感染，如腺体有压痛、波动感，提示已形成脓肿；如果是前列腺结石，腺体按压时可有捻发感，或可触摸到多个小结石；前列腺结核的腺体不光滑，有多个结节，呈"猫眼"状，质地较硬，也可发现其他器官的结核灶，如附睾结核等；慢性前列腺炎的腺体呈局部韧性感，有压痛，双侧对比感觉不难区别。

直肠指诊可以鉴别前列腺炎、良性前列腺增生、前列腺结核、精囊病变、前列腺结石、前列腺癌、痔、肛瘘、直肠癌等病变。直肠指诊怀疑有异常的患者最后确诊前列腺癌的有26%～34%。直肠指诊触及的前列腺硬结应与肉芽肿性前列腺炎、前列腺结石、前列腺结核、非特异性前列腺炎和结节性良性前列腺增生相鉴别。50岁以上男性每年至少做一次直肠指诊，在体检中，直肠指诊是发现诊断前列腺癌的最有帮助的第一线检查，通过认真地直肠指诊可以检测到早期的前列腺癌，增加了发现病变局限于包膜内、可治愈前列腺癌的可能性。但是，直肠指诊又是一种非特异性的检查，发现前列腺癌时常常病变的病理分级已达到较高的级别，并且直肠指诊发现的可触及结节的鉴别诊断范围很广，包括良性前列腺增生的增生结节、治疗膀胱肿瘤时灌注药物所致的前列腺慢性炎症肉芽肿、前列腺炎及前列腺特异性感染性病灶，如结核等。另外，以往前列腺活检所引起的前列腺囊肿、纤维化及结石等病变也容易误诊为癌变。其他可能造成误诊的原因还有继发于艾滋病的隐球菌感染、原发性腹膜后肿瘤如脂肪肉瘤、继发于胃肠道肿瘤和肺肿瘤向直肠膀胱间隙转移所形成的 Blumer 壳形病变等。

直肠指诊检查应在膀胱排空后进行，要注意前列腺有无不规则结节、肿块大小、活动度、硬度、表面是否粗糙且边界不清、精囊是否异常等。在行直肠指诊检查时应绘图表示检查结果，以更准确了解病变的具体位置与范围，对患者的复诊与会诊有重要参考价值。前列腺增大若表面平滑、中等硬度者多为增生，触到硬结节者应疑为癌。原发于移行细胞的肿瘤则于肿瘤增大至一定程度时才能触及。肿瘤常硬如石，但浸润广泛、发生囊肿的病灶可能较软。与良性前列腺增生伴发的前列腺癌直肠指检有时不易分清，所以在对患者做出前列腺癌诊断之前应全面地了解和检查，任何有可疑病灶存在的患者都应接受前列腺穿刺活检和随访。

直肠指诊的缺点是缺乏与临床症状的相关性，不能精确量化前列腺大小及中叶增生等病变情况，不能触及突向膀胱的部分，因而即使直肠指诊前列腺不大，也不能排除良性前列腺增生或较小的前列腺癌。其优点是不需特殊仪器设备，简单快速，无侵袭性，费用低廉，可提供前列腺炎、良性前列腺增生的大致概念，并能作为鉴别前列腺癌的重要依据。目前直肠指诊不仅仅是泌尿外科的常规检查，更是诊断前列腺及直肠疾病时必须检查的项目。

23. 前列腺按摩的方法与禁忌证

（1）前列腺按摩的方法

正确按摩前列腺的方法是获取前列腺液、明确诊断和治疗慢性前列腺炎的一种最主要方法。正确的方法是：

①患者双膝和双肘关节舒适接触诊断床。

②医生戴上一次性消毒乳胶手套，右手示指涂抹润滑剂液状石蜡后，轻缓触压肛周并滑动插入肛门内。

③在距离肛缘 5 ～ 7cm 处，隔着直肠前壁用右手示指末节指腹触摸前列腺，以了解前列腺大小、硬度、表面是否光滑、中央沟有无改变、有无触痛和结节等，慢性前列腺炎的腺体通常韧性稍强，有时局部变硬，无触痛或有轻微压痛，两侧叶对称，大小正常。

④右手示指末节指腹先左后右，自上而下，将前列腺适度按压，从中央沟自上而下按压腺体后，患者即有排尿感，顺利者前列腺液自尿道外口滴出。

如果粗暴按压前列腺，患者即感到肛门内酸胀、疼痛难忍，有灼热感，短期内出现尿频、尿痛及尿急等膀胱刺激症状，重者出现镜下血尿或前列腺液内红细胞增多，造成医源性前列腺损害。

　　按摩获得前列腺液后，应仔细观察前列腺液的外观，如发现是红色前列腺液，应怀疑是血性前列腺液或粗暴按压致局部小血管破裂所引起的。由于前列腺病变程度不同，前列腺液分泌量也有所波动，有些患者经反复按压还是不能获得前列腺液。对于获得前列腺液比较困难的患者，可以通过按摩前列腺后，配合由后向前挤压会阴部尿道，以提高获取前列腺液的成功率。确实无前列腺液流出者，可以检查前列腺按摩后的第 1 滴尿，以供医生诊断参考，不可过久粗暴按压前列腺。

　　事实上，即使十分有经验的泌尿外科医生，也不可能对接受检查者 100% 获得前列腺液，一般按摩成功率在 85% 左右，没有经验的医生成功率则更低。

　　（2）前列腺按摩的注意事项

　　①手法轻柔，语言柔和，勿使患者感到心理紧张和惧怕，以提高其依从性。应询问患者：近 1 个月内是否用过抗生素；近 2 天内是否射精；有没有膀胱充盈而不扩张；如有尿道炎，是否系统、正规治疗。

　　②包皮过长者，要清洁局部，上翻包皮显露阴茎头。

　　③手指不可伸入直肠过深，以免将精囊内容物一起挤出，影响检查结果。

　　④如果按摩后，取不到前列腺液，则不可反复按摩。

　　（3）前列腺按摩的禁忌证

　　①急性前列腺炎，避免炎症扩散。

②慢性前列腺炎急性发作。

③肛门狭窄或严重脱肛。

④怀疑有前列腺癌或有结核、脓肿的患者。

⑤前列腺硬化或严重钙化。

⑥患者坚决拒绝。

⑦直肠有肿物或严重腹泻。

⑧有明显疼痛或严重心、脑、肺疾病患者。

24. 前列腺液中白细胞计数、pH、锌的诊断价值

前列腺是男性最大的附属性腺，受体内雄激素水平调控，每天可间断分泌前列腺液，平时随尿液排出；当有性刺激或局部炎症时分泌量增多，通常自行从尿道口溢出或构成精液的一部分（占 30% ～ 50%），经尿道射出体外。正常前列腺液为乳白色，有蛋白光泽，每日分泌量为 0.5 ～ 2ml，含总脂 280mg，其中磷脂占 65%，以磷脂酰胆碱为主。患前列腺炎时，巨噬细胞吞噬大量的脂类，使前列腺液中磷脂酰胆碱卵磷脂小体减少或消失，色泽变黄、浑浊，或含有絮状物。对前列腺液内脓细胞数，日本规定少于 1290 个 /mm³ 为正常，大于 1500 个时为前列腺炎。

医生发现一些健康、无症状的男性青年，其前列腺液检查时，白细胞也可以 > 10 个 /HP，而有些症状很重的患者，前列腺液白细胞 < 10 个 /HP，这不能仅以前列腺盆底肌肉痉挛综合征来解释。Thin 等认为，高倍显微镜下检查前列腺液白细胞正常值的

上限为 5 个 /HP，对于超过这个标准（白细胞为 6～9 个 /HP）的男性应该考虑可能存在前列腺炎。但如果以 10 个 /HP 为临界，可能会漏诊一些慢性前列腺炎患者，有的医生认为，白细胞多于 15 个 /HP 或 20 个 /HP 诊断前列腺炎比较可靠；有些医生认为，应结合临床症状及按摩前列腺后的尿液和精液的检查结果进行分析；还有人认为，只有前列腺液培养结果比较准确。目前，临床上把前列腺液常规镜检发现白细胞 ≥ 10 个 /HP 作为确诊前列腺炎的标准。实际上这并不科学，对此也一直存在争论。许多正常人前列腺液白细胞多于 10 个 /HP，并无症状，而前列腺炎患者的前列腺液白细胞也不一定 > 10 个 /HP，但症状非常明显。Shaughnessy 发现，40% 的正常人前列腺液中的白细胞 > 15 个 /HP，应将诊断前列腺炎上限定为 20 个 /HP 为宜。

导致以上这些差异的原因有：

（1）在患者排尿后即刻取前列腺液，有残留尿液污染稀释前列腺液的可能。

（2）按摩前列腺液舍弃第 1 滴，可能准确率更高，但按摩前列腺液量少时，则难以做到。

（3）医生按摩前列腺用力轻了，挤不出前列腺液，重了导致损伤，到底用力多大合适，主要靠每位医生的经验。

（4）已知有 12%～57% 良性前列腺增生患者的前列腺液中白细胞可 > 10 个 /HP。Kohnen 发现，在切除的良性前列腺增生标本中，有 98% 存在炎性病灶。

（5）按摩出的前列腺液不一定是前列腺有炎症区域的液体，如前列腺外周区有炎症则引流困难，而中央区容易引流。

（6）手淫可使前列腺液中的白细胞＞20个/HP。

（7）涂片不匀会使前列腺液检查不准确。因此，检验师的经验也很重要。

Thin 认为，白细胞＞15个/HP作为诊断前列腺炎的标准为妥。由于白细胞数量会受一些因素干扰，所以应结合临床症状来诊断。另外，前列腺炎的诊断还应参考前列腺液的酸碱度（pH）、锌含量等指标。Drach 等报道认为，正常前列腺液 pH 介于 6.6～7.7，前列腺炎 pH 为 7.7～8.5，前列腺炎治愈程度与前列腺液 pH 成反比。对慢性前列腺炎治疗一个阶段后，如仍无效，应检查前列腺液 pH，以便根据其 pH 用药。前列腺液 pH 检测方法：使用 pH 试纸，在前列腺按摩后，直接收集位于尿道口的分泌液于试纸上测定，此法快捷、方便可靠。

锌与前列腺炎的发病密切相关，前列腺液是含锌量最高的体液之一。精液中含锌量高于血浆 100 倍，提示锌在维持前列腺及其他附属性器官的功能和结构上起着重要作用。研究发现，在前列腺炎、良性前列腺增生和前列腺癌患者的血清及前列腺组织中锌含量降低。Fair 等报道，正常人前列腺液锌含量为（488±18）μg/ml，而慢性前列腺炎时降至（145±16）μg/ml。锌含量与前列腺液杀菌能力及抑菌机制有关，前列腺组织含锌量比身体其他组织要多，锌含量又与前列腺组织量成正比。锌除与前列腺的抑菌因素有关外，20%的锌可参与碳酸酐酶的作用，这也与其抑菌能力有关。前列腺液内锌含量较低者的防卫能力下降，容易导致前列腺炎复发。曾有学者用锌治疗前列腺炎有明显效果。

25. 前列腺液培养阴性不能除外细菌性前列腺炎

为了对前列腺炎患者进行正确诊断，并了解其菌群分布特点，崔海燕等对256例前列腺炎患者进行前列腺液培养，分析病原谱。结果256例标本中共检出病原菌59例，阳性率22.66%；培养结果阴性116例，占45.31%；混合菌群生长（3种以上细菌）82例，占32.03%。病原菌以葡萄球菌属、链球菌属、革兰氏阴性杆菌、淋球菌为主，阳性率分别为58.62%、24.13%、13.80%、3.45%。正常人的内生殖器器官是无菌的，但是外生殖器和尿道外口及阴道有正常菌群存在。在采取标本时，容易污染这些正常菌群，导致检验结果的解读出现误差，因此前列腺炎的诊断应该密切结合临床表现及检验结果综合分析，不能轻易下结论。另外，医生采集标本时难免有操作不当而污染了正常菌群，从而导致细菌培养结果难以判断。应用抗生素患者应该停用药物3天后，再进行标本采集；前列腺液标本在体外室温放置时间过长也影响检查结果，故标本采集后应及时送检。

前列腺液细菌学培养检测是细菌性前列腺炎的重要诊断手段，医生根据前列腺液培养及对药物敏感的菌群选择有针对性的抗生素。

有研究报道，前列腺炎致病菌以革兰氏阴性菌为主，其中大肠埃希菌占 80% 左右，20% 左右的病原体为变形杆菌、假单胞菌属、革兰氏阳性菌、结核杆菌、真菌、滴虫、淋菌、衣原体和支原体等致病微生物，但也不能完全排除取标本时的污染。因此，在获取前列腺液培养的标本时，应先以 70% 乙醇涂擦阴茎、阴囊部，并自尿道口置入 1 根细软的硅胶管或硅塑料管于后尿道，按摩后的前列腺液可经导管滴入无菌管。但临床医生几乎都没有这样做，患者也往往不愿配合做此类检查，医生常用无菌试子收集前列腺液，所以难以排除污染。但是，急性前列腺炎患者禁止行前列腺按摩，不能获取前列腺液行细菌学检查，医生应根据临床经验或尿液检查结果应用抗生素。伴有肛周疾病的慢性前列腺炎患者以细菌复合性感染为主。王冰等报道，在 426 例前列腺液标本检查中阳性 286 例，占 66.98%，分离菌株 311 例，其中单纯感染 249 例，复合感染 37 例，占 12.94%。细菌类型以金黄色葡萄球菌（37.94%，118/311），表皮葡萄球菌（30.22%，94/311）及大肠埃希氏菌（8.04%，25/311）为主。

前列腺炎分有菌性和无菌性两种，也就是说，前列腺液培养阴性也不能排除前列腺炎。一些患者如果用了许多抗生素后，再做前列腺液培养就没有太大意义。急性前列腺炎容易明确诊断，只要结合病史，如有无尿路感染、附睾炎、精囊炎、局部医源性操作、不卫生性生活史等，有无全身中毒症状如发热、尿路刺激症状，有无前列腺肿大伴压痛、局部温度及张力增高等。

目前主要将细菌培养阴性或没有尿路感染史的慢性前列腺炎患者归为慢性非细菌性前列腺炎和前列腺痛，这是一类病因至今尚未完全明了的前列腺炎，仅凭其临床症状和前列腺液检查难以区分。这种分类虽然简单方便，但显然影响其诊断的准确性和治疗上的针对性。细菌培养阴性的患者应接受衣原体、支原体等其他病原微生物的检测。邵强等对 114 例组织学证实的青壮年慢性前列腺炎尸体组织标本，采用细菌学培养、聚合酶链式反应（PCR）技术对组织内的沙眼衣原体、脲原体、病毒等进行检测，结果病原体阳性者 59 例（52%），其中单纯细菌感染者 42 例，单纯沙眼衣原体感染者 6 例，脲原体 1 例，病毒 3 例，余 7 例为复合病原体。作者认为，检测的各种病原体并不引起特异性病理组织学变化。另外，True 等认为，具有前列腺炎类似症状的患者，不一定有前列腺炎病理学的改变。

26. 前列腺病理学检查不能作为评价前列腺炎的常规方法

目前，前列腺穿刺标本行病理学检查主要用于排除前列腺癌。单纯的选择前列腺穿刺标本行病理学检查不能作为前列腺炎的常规方法，对指导前列腺炎的治疗没有重要临床意义，所以不推荐慢性前列腺炎患者行前列腺穿刺病理学检查。但是，有学者报道了难得的前列腺炎病理学发病资料。

前列腺炎病理学患病率研究较少，国外报道患病率为35%～98%，夏同礼等报道为 24.3%。2005 年，Brian 等对 25 例 50～80 岁行前列腺根治性切除的前列腺癌患者，定量检测了同一前列腺标本 3 个区域细针穿刺标本和组织块病理标本的炎症程度是否有相关性，并比较穿刺与组织块标本的病理结果是否有差异，结果发现前列腺中部穿刺活检标本的炎性细胞密度与移行带及对侧带组织有显著差异。谢辉等调查青年前列腺炎和良性前列腺增生的病理情况，所用的前列腺标本来自 140 例猝死于非前列腺疾病的 20～35 岁青年器官捐献者，取周围带和移行带组织行常规病理检查，结果发现 32.9%（46/140）的标本病理呈慢性前列腺炎表现，其中灶性轻度间质炎 42 例，灶性轻度间质伴腺体周围炎 3 例，灶性轻度腺体周围炎 1 例；52.9%（74/140）病理呈良性前列腺增生表现。这说明，青年前列腺组织常见慢性前列腺炎和良性前列腺增生的病理改变，慢性前列腺炎以轻度间质灶性炎最常见，良性前列腺增生的组织学改变在年龄上有提前出现趋势。

前列腺组织中的炎性细胞主要是淋巴细胞、单核细胞、活化的巨噬细胞和肥大细胞。另外，还有少量中性粒细胞、嗜酸性粒细胞、嗜碱性粒细胞和浆细胞。炎性细胞主要分布于腺体周围，其次是间质组织，分布于腺体的炎性细胞最少，不同取材部位的标本均如此。炎性细胞的聚集方式多样，而灶性和弥散性分布最常见。多灶性炎症占标本总面积的 48%～68%，弥散性分布占 24%～48%，而局灶性分布仅占 4%～16%。炎症的严重程度也存在极大差异，轻度炎症占不同部位前列腺标本的

20% ～ 80%，中度炎症占 20% ～ 56%，而重度炎症占 0 ～ 44%，但笔者认为，对前列腺炎患者进行病理学评价不可行，因为此类患者的诊断和治疗无需手术切除前列腺或进行活检。

True 等对盆腔疼痛综合征患者进行前列腺活检，活检方式是经会阴穿刺。通过这种穿刺途径得到的 368 例标本中，只有 124 例标本含前列腺腺体，而且更出乎意料的是，只在 33% 的患者中发现炎症，而中、重度炎症仅占 4%。作者对此结果提出疑问，可能穿刺位置不同或仅穿刺 1 针会影响结果的判断。与之相反，最近另一项研究发现，经尿道前列腺切除术标本均有炎症，这些患者均被诊断为良性前列腺增生，且没有泌尿系统感染病史，但是，炎症的范围只占标本面积的 1.1%。说明 True 等研究所取的活检标本很可能漏掉此 1% 的炎症面积，而且也不包括移行带组织。笔者的研究结果提示，除了在基底部取活检，单独细针穿刺活检能很好地反映总体的炎症情况。但同时也发现，同一活检标本或组织块中不同视野的炎症有很大差异，因此，要计算 10 个或 10 个以上视野的平均值。当然，笔者的研究也存在局限和不足，如研究对象并非确诊前列腺炎的患者，但是笔者认为，在临床上不可能选择前列腺炎患者作为此研究的对象。如果要研究此类患者，只能用细针穿刺的方法，所以，本研究是用于评价临床过程，虽然无助于治疗，但是研究结果明确提示，单纯的前列腺穿刺病理学检查不能作为评价前列腺炎症的方法。

27. 精液检查诊断前列腺炎的意义

精液由精子和精浆组成。精浆由男性附属性腺所分泌，其中精囊液约占60%，前列腺液约占30%，尿道旁腺、附睾及输精管壶腹分泌液占10%。精液检查及其临床意义如表2-4所示。

表2-4 精液检查及临床意义

项目	正常范围	临床意义
量	一次排 2.5～5ml	＜1.5ml 为前列腺、精囊病变，输精管梗阻等
色	灰白、乳白、久未排精者淡黄	血精或脓黄色精液为前列腺精囊炎
黏稠度	初黏稠，30分钟后完全液化	25℃时，1小时不液化为异常，影响生育，常因为精子过少
酸碱度	pH 7.2～7.8	pH ＜7.2 或 ＞9.0 精子活动下降或死精
白细胞	＜5个/HP	增加：炎症（前列腺炎、精囊炎）
红细胞	＜5个/HP	血精见于精囊炎、结核、前列腺癌
精子总数	$(10～13)×10^9/L$	$＜10×10^9/L$ 影响生育、睾丸发育不良、炎症、结核
活动精子（%）	射精后 30～60分钟 ＞70%	1小时＜60% 或 6小时活动良好的精子 ＜5% 会影响生育
畸形精子	＜20%	增加：与不育有关
果糖	6.7～25mmol/L	减少：精囊炎、雄激素缺乏、输精管部分梗阻

精液评估的意义在于当前列腺液难以获取或不宜采集时，采用精液常规检查是一种有效评估慢性前列腺炎的方法。但是，单一精液镜检及培养往往有一定的误导性，因为精液有尿道内炎症污染的可能性，而且精液本身是多腺体排出的混合液，必须排除尿道、膀胱炎症后，才能提高在前列腺炎和精囊炎诊断中的应用价值。若白细胞明显增高（＞ 5 个 /HP，或＞ 1×10^6/ml）则提示有生殖系统感染，必须根据症状、体征并选择有关检查，包括前列腺液镜检、培养，精液培养，"四杯法"定位镜检和培养及相关免疫学、影像学检查。

28. 尿流动力学对评估前列腺炎患者排尿症状有重要意义

慢性前列腺炎可以出现膀胱过度活动症（OAB），这是一种以尿急症状为特征的症候群，常伴有尿频和夜尿症状，有时可伴有急迫性尿失禁。尿频指患者主观感觉排尿次数过于频繁，通常成年人慢性前列腺炎患者排尿次数每天≥ 8 次，其中夜间≥ 2 次，平均每次尿量＜ 200ml，提示患者可能出现了膀胱过度活动症。膀胱过度活动症诊断步骤如图 2-2 所示。

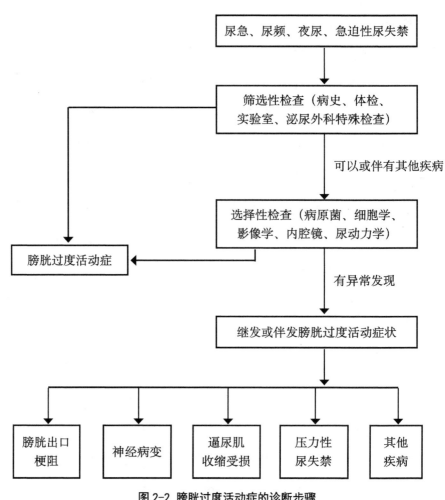

图 2-2 膀胱过度活动症的诊断步骤

尿流动力学检查能对各类下尿路功能障碍做出客观评价，尿流动力学分析对评估慢性前列腺炎患者排尿症状有重要价值。慢性前列腺炎患者以排尿不适症状为主时，应行尿流动力学检测并测定残余尿量。尿流动力学检查发现慢性前列腺炎患者可有不同程度的下尿路功能障碍，按比例高低依次是：逼尿肌 - 外括约肌协同失调、膀胱出口梗阻、不稳定性膀胱、逼尿肌反射亢进等。前列腺包膜、前列腺实质的膀胱颈部平滑肌内有丰富的 α-受体，而慢性前列腺炎患者的 α-受体分布密度增高，引起功能性膀胱出口梗阻，使患者表现为尿等待、排尿费力等。要克服功能性膀胱出口梗阻，就会继发膀胱逼尿肌反射亢进，这无疑会造成不稳定性膀胱，此时患者又会表现出尿频、尿急等，而多数慢性前列腺炎患者中出现的会阴部疼痛会人为地抑制膀胱逼尿肌收缩，导致排尿起始困难和尿流率下降，加之持续性盆腔肌肉痉挛，可能都是造成逼尿肌 - 外括约肌失调的重要原因。由此推断，包括逼尿肌 - 外括约肌协同失调、膀胱出口梗阻、不稳定性膀胱和逼尿肌反射亢进在内的 4 种尿流动力学指标异常可以互为因果，相互促进。若这种功能性下尿路梗阻长期得不到解除，又会引发尿液及病原体返流入前列腺内，形成新的前列腺炎，进一步加剧慢性前列腺炎患者原有的临床症状。可见，在慢性前列腺炎患者治疗中，解除下尿路功能障碍是必不可少的。这也就是为什么会有学者主张在慢性细菌性前列腺炎和慢性非细菌性前列腺炎患者治疗中使用 α-受体阻滞药物的原因。故尿流动力学检查可为慢性前列腺炎综合性治疗提供理论依据。

分子影像学新技术在前列腺炎、精囊炎诊断中的意义

29. 前列腺特异性抗原与前列腺炎的关系

前列腺特异性抗原最是由 Hara 等于 1971 年从精浆中发现并命名为 γ 精浆蛋白，后由 Li 和 Beling 从精浆中分离出。1979 年，Wang M 和他的同事从人的前列腺组织中分离和提纯出同样的糖蛋白，并证明它是前列腺组织特异的，因此命名为前列腺特异性抗原。

1980 年 Papsidero 与 Wang M 一起又从前列腺癌患者的血清中纯化出该蛋白，并确认它与前列腺组织来源的前列腺特异性抗原是完全相同的。目前，前列腺特异性抗原已成为中老年男性正常健康体检时的常规检查项目。

血清前列腺特异性抗原作为前列腺癌的筛查工具并不具有特异性，前列腺炎、良性前列腺增生、尿路感染时都可以升高。

李林等的研究显示，前列腺特异性抗原在肛腺、乳腺癌、母乳、血液内均有发现。另外，由于血清前列腺特异性抗原是一个精确而灵敏的指标，许多有关的临床检查项目都可能会影响前列腺特异性抗原水平，如直肠指诊、前列腺按摩、膀胱镜检查、经直肠超声检查、前列腺穿刺活检、经尿道前列腺切除术和非那雄胺的应用等，而且一些治疗方法如内分泌治疗，也可影响前列腺特异性抗原水平。

血清中前列腺特异性抗原水平升高与前列腺特异性抗原的分泌量增加和正常的屏蔽作用被打破有关。前列腺特异性抗原的分泌量与前列腺体积有关，有一些老年人血清前列腺特异性抗原升高，常伴有临床症状不明显的前列腺炎、前列腺局部缺血或梗阻，以及未检出的前列腺癌。前列腺特异性抗原主要通过前列腺生成，其能将男性精液内含的凝胶蛋白裂解，提高精子活力。姜亮认为血清前列腺特异性抗原增高受多种因素影响，常见因素为侵袭性疾病、机械损伤，其中侵袭性疾病以前列腺癌多见。据报道，前列腺特异性抗原主要以结合态及游离态两种形式存在，临床通常检测的前列腺特异性抗原即为tPSA。fPSA与结合态前列腺特异性抗原在良性前列腺增生、前列腺炎症及发生肿瘤时均可升高。

分子生物学的研究表明，前列腺特异性抗原的表达主要限于前列腺的上皮，但在尿道旁腺、乳腺上皮和子宫内膜也有低水平的表达。正常情况下，前列腺导管腔内的前列腺特异性抗原直接释放入精液，并以高浓度存在于其中。精浆中前列腺特异性抗原浓度为 0.3 ～ 3ng/ml，而正常 60 岁以下男性血清中前列腺特异性抗原的浓度仅 3 ～ 4ng/ml，相当于精液中的 1/100 万。这说明前列腺导管上皮细胞的正常血屏障作用，防止了高浓度前列腺特异性抗原外泄到细胞外间隙，维持了血循环中前列腺特异性抗原的低浓度。那么，当血清中前列腺特异性抗原水平升高时，只有两种可能：一是前列腺特异性抗原的分泌量增加；二是正常的屏蔽作用被打破。前列腺炎及其他一些前列腺疾病时，前列腺腺体结构发生病理改变，正常上皮的血屏障被破坏，前列腺特异性抗原可从前列腺腺泡扩散进入基质，并通过淋巴管、毛细血管进入血循环系统，导致前列腺特异性抗原水平升高。

研究发现，60 ～ 64 岁、65 ～ 69 岁、70 ～ 74 岁、75 岁以上前列腺特异性抗原的正常值高限应分别为 3.0ng/ml、3.5ng/ml、4.0ng/ml 和 7.0ng/ml。这些正常值范围的敏感性、特异性及有效率分别为 92.4%、91.2%、84.3%。奥地利的研究显示，45 ～ 49 岁及 50 ～ 59 岁男性血清前列腺特异性抗原浓度正常高限分别为 2.5ng/ml 和 3.5ng/ml。不少研究认为血清前列腺特异性抗原为 4.0 ～ 10ng/ml 者可以用游离前列腺特异性抗原百分数来增加前列腺特异性抗原测定的敏感性。在鉴别诊断时应该考虑到：游离前列腺特异性抗原（fPSA）增加见于良性前列腺增生，fPSA 在前列腺癌患者中则减少。因此如果 fPSA > 25% 的患者很可能没有前列腺癌；如果 < 10%，患者则很有可能患有前列腺癌，这个

时候做前列腺活检就很有意义。

美国癌症协会认为，将前列腺特异性抗原和直肠指诊广泛应用于 50 岁以上所有男性的筛查，能提高前列腺癌患者预期生存期 10 年以上。在美国，50 岁以上男性每年检查 1 次前列腺特异性抗原已经成为主动行为。前列腺癌若早期发现，大部分可以行根治手术，预后良好。一般人认为，前列腺特异性抗原的分泌量与前列腺体积有关，Stamey 等根据良性前列腺增生患者术前与术后血清前列腺特异性抗原的差值及经尿道前列腺切除术切除的增生前列腺组织体积，计算出每克增生前列腺组织使血清前列腺特异性抗原升高 0.2ng/ml（Pros-Check 法）。Oesterling 等对 471 例无前列腺癌迹象的 40 ~ 79 岁男性进行检查发现，血清前列腺特异性抗原浓度不但同患者前列腺体积相关，也与患者年龄相关，而且患者前列腺体积也与患者年龄相关。这些数据说明，在良性状态下血清前列腺特异性抗原水平是随年龄增长及前列腺体积的增大而上升的。当然，仅以此来解释老年人前列腺特异性抗原增高的原因是不够的，实际上大多数老年人血清前列腺特异性抗原都有升高，常伴有症状不明显的前列腺炎、前列腺局部缺血或梗阻，以及未检出的前列腺癌。

良性前列腺增生和前列腺炎患者血清前列腺特异性抗原也会有一定程度的升高，前列腺炎对前列腺特异性抗原的增高影响有认为是由于前列腺的炎性反应破坏了前列腺原有生理屏障的完整性，使得腺管及腺泡内的前列腺特异性抗原渗漏入血液循环，从而使得某些前列腺炎患者表现出血清前列腺特异性抗原增高现象，前列腺特异性抗原升高的程度与前列腺炎症累及的范围和组织中炎性细胞的密度关系不大，而与前列腺上皮细胞受破坏的程度有关。

Karazanashili 等发现，在慢性前列腺炎患者中前列腺特异性抗原可在 4 ～ 10ng/ml。本组 34 例前列腺特异性抗原增高，年轻患者前列腺特异性抗原升高 21 例（13.8%），前列腺特异性抗原在 4.6 ～ 8.8ng/ml，平均 5.9ng/ml，老年患者有 13 例，前列腺特异性抗原为 13.2 ～ 34.3ng/ml，平均 21.2ng/ml。药物治疗 1 个月后，本组 32 例前列腺特异性抗原较高者经过药物治疗，前列腺特异性抗原逐渐恢复正常 24 例，另 8 例下降至 4.5 ～ 15.6ng/ml，其中，年轻患者除 1 例保持原有水平外，其余均恢复至正常水平。根据引起前列腺特异性抗原升高的可能因素，推测前列腺特异性抗原下降可能是经过治疗，炎症消退后前列腺上皮细胞和血－前列腺屏障的重新修复有关。

对于前列腺特异性抗原增高的老年患者需防止前列腺癌的漏诊。Potts 报道 112 例前列腺特异性抗原升高的患者，均值 9.35ng/ml 的 51 例（42%）为无症状前列腺炎，经抗生素治疗 4 周后 22 例前列腺特异性抗原正常，29 例前列腺特异性抗原仍高的患者中 9 例活检，病理检查证实为前列腺癌，活检率减少 18%，但未影响前列腺癌的检出。一组 48 例前列腺炎老年患者中 13 例前列腺特异性抗原升高（13.2 ～ 34.3ng/ml），经过药物治疗症状缓解，其中 4 例前列腺特异性抗原下降至正常水平；8 例前列腺特异性抗原较前下降但仍高于正常水平（4.5～15.6ng/ml），其中 3 例手术治疗，术后病理报告为良性前列腺增生并发炎症；治疗前后前列腺特异性抗原无明显变化的 1 例患者证实为前列腺癌。因此，对前列腺特异性抗原增高的前列腺炎老年患者行全身检查、B 超及前列腺直肠指检未发现异常时可进行前列腺特异性抗原的动态观察，延期进行前列腺穿刺活检，可减少不必要的穿刺活检。对于动态观察前列腺特异性抗原持续增高，又未能排除前列腺癌的患者应定期进行前列腺的穿刺活检，以防漏诊。

张红侠等研究分析血清总前列腺特异性抗原（total prostate specific antigen，tPSA）、游离前列腺特异性抗原（free prostate specific antigen，fPSA）及 fPSA/tPSA 对急性前列腺炎的临床诊断价值。选择急性前列腺炎患者 96 例纳入观察组，另将同期门诊健康体检正常的健康男性 50 例纳入对照组。纳入标准：经生化、影像学检查及穿刺活检病理组织学确诊为急性前列腺炎患者。结果发现，两组研究对象 tPSA、fPSA 水平及 fPSA/tPSA 比值比较，观察组患者 tPSA、fPSA 水平均显著高于对照组（$P_均 < 0.05$），而 fPSA/tPSA 比值显著低于对照组（$P_均 < 0.05$）（表 3-1）。

表 3-1 两组研究对象 tPSA、fPSA 水平及 fPSA/tPSA 比值对比（$\bar{x}\pm s$）

组别	tPSA（ng/ml）	fPSA（ng/ml）	fPSA/tPSA 比值
健康男性组（n=50）	（1.26±0.59）	（0.41±0.13）	（0.33±0.05）
急性前列腺炎组（n=96）	（7.61±1.70）	（1.13±0.25）	（0.15±0.07）

中国医学临床百家

急性前列腺炎组患者治疗前后 tPSA、fPSA 水平及 fPSA/tPSA 比值比较治疗 3 个月后，急性前列腺炎组患者 fPSA 和 tPSA 水平均显著低于治疗前（$P_{均}$ ＜ 0.05），而 fPSA/tPSA 比值显著高于治疗前（P ＜ 0.05）（表 3-2）。本研究发现急性前列腺炎患者 tPSA 和 tPSA 水平均显著高于对照组，而 fPSA/tPSA 比值显著低于对照组，表明急性前列腺炎患者 PSA 水平异常，提示其可能在急性前列腺炎的诊断中具有重要价值。

表 3-2　急性前列腺炎组患者治疗前后 tPSA、fPSA 水平及 fPSA/tPSA 比值比较（ $\bar{x} \pm s$ ）

时间	tPSA（ng/ml）	fPSA（ng/ml）	fPSA/tPSA 比值
治疗前	（7.61±1.70）	（1.13±0.25）	（0.15±0.07）
治疗 3 个月后	（2.98±0.53）	（0.67±0.10）	（0.22±0.05）

前列腺特异性抗原水平主要在前列腺癌中显著升高，随着研究的深入，越来越多的研究发现在前列腺良性疾病如急性前列腺炎中前列腺特异性抗原水平亦显著升高，提示其可能在急性前列腺炎的诊断与疗效评估中具有重要价值。

目前的研究发现，急性前列腺炎导致前列腺特异性抗原水平升高的机制包括以下几点：①前列腺炎充血期前列腺管上皮细胞增生导致前列腺特异性抗原水平升高；②急性前列腺炎症导致前列腺上皮细胞基底膜通透性增加，正常的生理屏障被破坏，造成前列腺特异性抗原渗入血液循环；③前列腺上皮细胞凋亡和微小梗死导致前列腺特异性抗原产生过多。

熊利华等研究发现，前列腺特异性抗原在前列腺良、恶性疾病的鉴别诊断中具有重要临床价值。张红双等研究发现，前列腺炎经过抗生素治疗后前列腺特异性抗原水平显著降低，表明前列腺特异性抗原可能在前列腺炎的疗效评估中具有重要价值。

随着研究者们的不断探索，相信在不久的将来会有准确性更高、特异性更强、灵敏度更高的标志物被发现，为前列腺疾病的诊断与鉴别诊断提供更简单有效的方法。

30. 中性粒细胞 CD64 可作为慢性前列腺炎细菌感染的诊断指标

近年来研究发现，定量检测患者前列腺液中的中性粒细胞 CD64 表达水平可作为慢性前列腺炎细菌感染及时诊断和治疗的可靠检测指标，且优于常规细菌培养等检查。

CD64 是跨膜糖蛋白，属免疫球蛋白超家族成员，可通过抗体依赖性细胞毒作用、细胞吞噬作用和免疫复合物清除作用实现对病原微生物的清除。正常情况下，CD64 主要分布于巨噬细胞、单核细胞及树突状细胞等抗原递呈细胞（APC）表面，中性粒细胞表面 CD64 呈低水平表达，甚至几乎不表达，且表达无性别差异。当机体感染或内毒素入侵时可以导致炎细胞因子释放，中性粒细胞激活，CD64 在干扰素和中粒细胞集落刺激因子刺激下大量表达。

一般情况下，机体感染或内毒素入侵时，CD64 在刺激后

4～6小时即可升高。中性粒细胞 CD64 检测的标本通常为外周血标本，其表达水平与细菌感染相关，慢性前列腺炎患者中性粒细胞 CD64 表达水平的高低能够及时有效的提示细菌感染，可作为判断慢性前列腺炎患者细菌感染的辅助指标。文献报道，CD64 表达用于诊断细菌感染的灵敏度可达 76%，特异度达到 85%。近年来也有对慢性细菌性前列腺炎患者前列腺液 CD64 定量检测的研究，指出 CD64 表达与细菌感染有相关性，可以有效提示细菌感染的可能性。

代龙文等研究中性粒细胞 CD64 在慢性前列腺炎诊断中的临床价值。选取 76 例患者作为疾病组，另取体检健康者 58 例为对照组，流式细胞术检测前列腺液体中性粒细胞 CD64 表达水平，同时使用聚合酶链式反应检测沙眼衣原体（CT）和解脲支原体（Uu），并行前列腺液培养及显微镜镜检查。结果细菌性感染标本中的中性粒细胞 CD64 表达水平均比正常组显著升高，其中以模仿葡萄球菌和耳葡萄球菌阳性标本 CD64 表达水平最高，差异有统计学意义（$P < 0.05$）。这表明中性粒细胞 CD64 表达水平可作为慢性前列腺炎细菌感染的诊断及判断病情的高效及时检测指标，优于细菌培养；常规聚合酶链式反应仅可用于诊断沙眼衣原体及解脲支原体慢性前列腺炎，对细菌型慢性前列腺炎无诊断价值。

31. 经腹部超声检查诊断前列腺炎在临床上广泛应用

经腹部超声检查前列腺疾病具有操作方便、无痛苦、灵敏度较高等特点，在基层医疗服务中被广泛应用，是诊断前列腺疾病的重要手段之一。腹部前列腺超声显像的优点在于能准确地了解前列腺的大小、形态、病变的程度，并能对正常前列腺、良性前列腺增生、钙化、前列腺癌等进行鉴别，能够早期诊断，使患者能尽早地得到治疗，亦可通过对整个泌尿系统的探查，帮助临床医生了解存在的并发症或疾病的严重程度，为手术提供直观依据。

B 超诊断慢性前列腺炎的阳性率与患者的病程或年龄无明显相关性，前列腺炎症渗出、水肿、组织破坏等是导致 B 超影像改变的主要因素。慢性前列腺炎超声特点：①病情较轻者，前列腺大小、形态和内部回声可近似正常。②病情较重及病程较长者，前列腺增大、轮廓完整、包膜完整，但回声增强或不光滑，内部回声不均质，呈点状增粗、增强，分布不均匀，或可显示局部不规则斑点状强回声，后无声影，称之为钙化点，在慢性前列腺炎较为多见，一般呈散在性分布。③若有囊性变可出现低回声；有纤维化时，该处回声可增强；若合并结石，则显示强光团，后方伴有声影。石惠杰等依据 40 例前列腺炎的超声图像不同特点做如下分析：①前列腺大小、形态、内部回声均无明显异常，有的仅表现为前列腺回声略低（临床上充血），包膜略毛糙，径线略大。②前列腺体积正常或稍大，包膜欠平滑、模糊、界限不清，内部回声不均匀，增强或不规则。③前列腺体积缩小，包膜明显、不平滑，内部回声明显不均匀增强，有的可见强回声光斑。④良性前列腺增生伴前列腺炎，慢性前列腺炎累及尿道可见尿道壁回声明显增强，不均匀，尿道管壁呈串珠样声像图。超声检查前列腺炎组织改变多样，明确诊断尚缺乏统一的标准并受多种因素的影响。

前列腺钙化、纤维化是前列腺发生炎症留下的疤痕，是前列腺结石的前兆。前列腺结石常伴有慢性前列腺炎症，一般通过 B 超检查能看到这些病变。超声学检查结果显示，前列腺结石以多发性表现为主，大多位于内外腺交界处，且呈致密聚集型，这主要与老年人良性前列腺增生有关。可能是因为良性前列腺增生以内腺为主，增生的内腺结节挤压内外腺交界处的腺泡和腺导管，发生扩张和分泌物淤滞，利于结石形成，因此结石多位于内外腺交界处，且呈致密聚集排列，或是孤立或是散在。老年人和中年人均以上述表现为主，但对于 40 岁以下人群前列腺结石则多呈孤立型，位于内腺中，其病因主要与前列腺炎相关。前列腺结石及钙化灶在前列腺中部或左右两侧叶出现强回声光团，伴声影者为结石，不伴声影者为钙化灶。

在慢性前列腺炎患者中，钙化灶声像图形态特点是前列腺内呈单个或多个点状、圆形、椭圆形或条索状强回声点、光斑、光团或多个细小强光点相互融合成团，分布在前列腺内腺和外腺、内外交界处或后尿道处，伴或不伴声影，部分伴彗尾征，大小为0.3～2.6cm。前列腺钙化合并良性前列腺增生者20～40岁占10.5%，40～60岁占26.7%，60岁以上占44.3%，合并良性前列腺增生患者前列腺体积明显增大，多呈球形或欠规则，部分突入膀胱；合并急性前列腺炎时，前列腺内部回声较低，慢性炎症时呈等回声或略高回声，或强弱不均。前列腺钙化灶的发生与年龄关系密切。资料显示，中老年人发病率高，多数老年人良性前列腺增生与前列腺钙化并存，可出现相应的临床症状。前列腺尿道周围的内腺增生可挤压尿道，导致尿道狭窄，使前列腺管和腺泡发生扩张和淤滞，脱落的上皮细胞与淀粉样体沉积一起构成钙化灶。

前列腺钙化虽然较为常见，但是前列腺钙化的原因知之甚少，而且前列腺钙化常常无症状，因此长期被忽视。前列腺钙化的病因可能与前列腺组织退行性病变、慢性前列腺炎、前列腺液潴留、前列腺腺管狭窄、钙磷代谢紊乱和社会心理等因素有关，CT检查诊断前列腺钙化很可靠，但价格昂贵，不易普及，超声检查操作简单，无损伤，可重复性强，是目前诊断前列腺钙化的首选方法。前列腺钙化会滋生细菌，所以又是前列腺炎反复发作的原因之一，不能忽视。前列腺钙化，说明以前有炎症，现在静止了，如无症状，不必治疗，粗大的钙化灶常为前列腺内的良性病变，如前列腺内动脉的老化、陈旧性的损伤及炎症等，一般不需进一步活检，若发现前列腺外周带小强光点融合成团的钙化灶时，应考虑早期前列腺癌的可能性，直肠动态能量多普勒血流显像检查有助于早期前列腺癌的鉴别。

32. 经直肠超声检查为诊断慢性前列腺炎提供更加明确的依据

前列腺的位置较深，位于膀胱后，经腹部超声检查对前列腺小的病灶很难显示清晰，并且彩色多普勒对深部显示不满意。经直肠前列腺超声（transrectal ultrasonography，TRUS）检查将高频探头直接置于前列腺的表面，能够清晰显示前列腺、精囊及它们内部的病变，尤其是经腹超声不能发现的前列腺内的微小病灶。TRUS 检查诊断前列腺炎优点有：①不需患者膀胱充盈，不受肠道气体干扰，患者随到随做。②经直肠壁紧靠前列腺，能更清晰观察前列腺外腺、内腺的内部结构。③能尽早发现前列腺内部细小的异常光团，有利于前列腺囊肿、脓肿及前列腺肿瘤的早期诊断。④有利于前列腺炎和良性前列腺增生的鉴别诊断。⑤可以同时观察精囊有无异常情况。

为探讨经直肠超声诊断慢性前列腺炎的可能性，范海涛等行经直肠超声检查，同时行前列腺液检查诊断慢性前列腺炎 3500 例。结果显示，2279 例（65.1%）前列腺内腺回声减低，呈散在低回声，有不均匀回声光点，边缘不光滑；1084 例（31.0%）前列腺体积增大，包膜清晰、完整，内外腺交界处见增强斑状回声，其大小和分布不一，内腺边缘伴钙化；137 例（4.0%）声像图表现不明显；

391 例（11.2%）同时伴有精囊炎声像改变，表现为精囊界限不清，内部回声不均匀。前列腺液白细胞 132 例＜ 10 个 /HP（3.8%），2156 例 10 ～ 19 个 /HP（61.6%），1212 例≥ 20 个 /HP（34.6%）。经直肠超声检查诊断慢性前列腺炎操作简单，患者痛苦小，容易接受，如与前列腺液检查结合，可以为慢性前列腺炎的诊断提供更加明确的依据。对于部分因惧怕疼痛而拒绝行前列腺液检查的患者，经直肠超声可以部分代替前列腺液检查。

33. 经直肠超声检查对精囊炎的诊断及评断具有明显的优势

前列腺管的开口和精囊腺管的开口位置均在后尿道，可以互为感染途径。由于前列腺炎患者多伴有精囊炎，又称为前列腺精囊炎，因此精囊炎的检查有助于前列腺炎的诊断。

精囊腺是一对长椭圆形囊状器官，上端膨大、游离为精囊底，中部为精囊体，上宽下窄，前后稍扁，位于膀胱后外侧，射精管壶腹外侧，前列腺底的后上方，膀胱底与直肠之间，前面接膀胱底，后面朝向直肠，其间隔以膀胱直肠筋膜。精囊左右各一个，呈八字形分开，底伸向外上方，与输尿管下方接近，排泄管向内下与输尿管壶腹汇合成射精管，于前列腺基底部穿入前列腺。

精囊炎是男性常见的感染性疾病，多是由于精囊邻近器官（如前列腺、尿道、结肠等）发生感染后侵及精囊造成的。精囊炎的临床表现是：血精、尿频、尿急、尿痛、排尿困难、尿道有灼热感、下腹疼痛、耻骨上区隐痛等，久之还可出现性欲低下、遗精、早泄等症状。由于 CT 对生殖系统检查有一定损害，因此，超声检查更适合血精患者的检查。经直肠超声探头可以清晰地显示精囊的轮廓，正常精囊表现为顶端圆钝、表面隆突不平、多室状的低回声区，自上而下，由两侧向中间汇合，再由射精管进入前列腺。如无明显扩张，射精管声像图不能显示。精囊炎患者常伴有射精管囊肿，超声表现为沿射精管走行、位于前列腺后部正中或偏左、偏右的梭形无回声区，其下部呈漏斗状，向下延伸至精阜。经直肠超声检查发现精囊扩张，分室样囊性回声并不难，与精囊囊肿及前列腺囊肿易于鉴别，囊肿多为单侧发病，呈大球形，囊壁菲薄。

韩娣等评价经直肠超声检查对精囊炎的诊断价值。回顾分析 19 例精囊炎、前列腺炎病例，包括炎症引起精囊扩张的形态、回声水平、边界、内部回声及相邻前列腺的情况，比较经临床治疗前后超声检查结果的不同。结果在 19 例精囊炎病例中，17 例同时伴随前列腺炎，占 89.5%；6 例为单发，占 31.5%，双侧发病占 68.5%。染病精囊轮廓均增大或管状结构明显，厚径均超过 10mm，囊内回声明显减低，囊内多为密集小点状回声，偏急性炎症时，囊内回声呈粗大点状。临床治疗后复查，精囊厚径明显缩小，其中 14 例精囊回声恢复正常，5 例明显好转。经直肠超声诊断精囊炎、评判疗效具有明显优势，对患者没有损害，优于 CT 检查，对治疗效果全程跟踪更具价值。

慢性精囊炎，囊内回声明显减低，不均匀，多存在细小点状回声，急性病例囊内可见粗大点状回声，囊内分室明显。临床超声检查出现假阳性病例不少，考虑有两种情况：一种为个体潴精较多，精囊厚径增宽，散在精囊室性回声减低，其内回声模糊；一种为后阻力增加，如射精管钙化、精阜水肿等其他问题造成精液排出不畅。

李玉平等分析北京地区老年人前列腺疾病的分布情况，选用经直肠超声检查，观察前列腺疾病在老年组和中年组的分布差异。结果老年组 3289 例中，良性前列腺增生、前列腺结石、前列腺囊肿和前列腺炎分别为 2324 例（70.7%）、1022 例（31.1%）、468 例（14.2%）和 49 例（1.5%）；中年组 1627 例中，分别为 549 例（33.7%）、212 例（13.0%）、73 例（4.5%）和 148 例（9.1%），两组差异均具有统计学意义（$P < 0.05$）。良性前列腺增生、结石和前列腺炎在不同年龄段分布差异具有统计学意义（$P < 0.05$）。Spearman 相关分析结果显示，良性前列腺增生（$r=0.36, P < 0.05$）和前列腺结石（$r=0.41, P < 0.05$）的发病率随年龄的增长而升高，而前列腺炎（$r=0.31, P < 0.05$）的发病率随年龄的增长而下降。良性前列腺增生和前列腺结石是老年人最常见的前列腺疾病，并随着年龄的增长而升高，经直肠超声检查在前列腺疾病诊断中具有重要价值。

34. CT 检查仅作为前列腺炎的一种辅助方法

前列腺炎是成年男性常见的疾病，但 CT 诊断前列腺炎在教科书及文献中很少论及。螺旋 CT 检查前列腺炎时，扫描前 90 分钟口服 2% 的泛影葡胺 1000ml 或 1000ml 温开水，待膀胱胀满时即进行检查，扫描部位为盆腔，扫描的层厚和层距均为 5mm。CT 检查前列腺炎影像显示，良性前列腺增生以中央部分及后尿道周围中叶肥大为主，而且密度均匀，甚至增生部分密度增高，前列腺包膜尚存，提肛肌可受压，但不引起提肛肌增厚、毛糙等可以做出鉴别。前列腺癌变多发生于 60 岁以上老年人，临床上一般为慢性进行性，无急性发作症状。前列腺癌一般发生于前列腺周边或结合带，因此，CT 影像显示肿大前列腺偏侧，向周边发展，甚至累及病侧提肛肌、精囊等，但多呈结节状或藤状等，与前列腺炎累及提肛肌迥然不同，可以做出鉴别。

任永祥报道 14 例 CT 检查前列腺炎的完整病例资料，在 14 例前列腺炎患者中，CT 表现为前列腺周边毛糙模糊 10 例，局限性密度减低 8 例，弥漫性密度减低 2 例，腺体轻度增大 5 例，一侧或双侧提肛肌近段增厚毛糙 10 例，增强扫描显示前列腺密度减低区与正常区域同步增强 1 例。在一些国外学者的相关研究中，CT 仅作为诊断前列腺炎的一种辅助性方法，需与良性前列腺增生和前列腺癌相鉴别。

35. 磁共振检查可以提高前列腺炎的诊断与鉴别诊断

磁共振检查（MRI）对前列腺炎的诊断及鉴别前列腺炎与良性前列腺增生和前列腺癌有较高的临床价值。

（1）弥散系数（ADC）值定量分析对前列腺炎的诊断

磁共振弥散加权成像（DWI）是利用水分子的弥散运动特性分析病变内部结构及组织成分的无创性功能成像，常用弥散系数来描述生物分子在体内的扩散量。前列腺炎的 MRI 诊断标准为基于前列腺外周带正常高信号内局灶或弥漫性低信号，而前列腺外周带癌、瘢痕组织、纤维化、穿刺后出血、内分泌治疗后均可表现为前列腺外周带低信号，故常规 MRI 对前列腺炎的诊断和鉴别诊断有一定的困难。许多学者将弥散系数值定量分析用于前列腺炎的诊断和鉴别诊断，因为前列腺炎性病变区由于炎症局部血管反应，水分子运动相对受限，弥散加权成像信号略高于正常前列腺外周带。正常前列腺弥散加权成像外周带呈均匀高信号，中央带呈均匀等信号，弥散系数图外周带呈均匀低信号，但仍高于中央带。

范光荣等对前列腺炎进行弥散系数测定，证明前列腺炎和正常前列腺外周带、前列腺癌、良性前列腺增生的弥散系数存在差异。叶锦棠等通过磁共振弥散加权成像探讨前列腺炎和前列腺癌患者前列腺外周带 T_2 低信号区弥散系数的变化特点，定量评价弥散加权成像在鉴别前列腺外周带 T_2 低信号区炎症和肿瘤中的价值，其结果：前列腺炎组平均弥散系数 $(1.33\pm0.20)\times10^3 mm^2/s$，前列腺癌组平均弥散系数为 $(0.86\pm0.12)\times10^3 mm^2/s$。前列腺炎组最低弥散系数为 $(1.22\pm0.19)\times10^3 mm^2/s$，前列腺癌组最低弥散系数为 $(0.68\pm0.15)\times10^3 mm^2/s$，两组均有较大差异。因此，他们认为应用弥散加权成像定量评价和鉴别外周带 T_2 低信号前列腺炎和前列腺癌是可行的。

（2）(Cho+Cr) / Cit 的比值对前列腺炎的诊断

磁共振波谱成像（MRS）测量正常前列腺内含有较高浓度的枸橼酸盐（Cit），由腺体组织产生分泌，此外，前列腺内还含有中等量的胆碱（Cho）和肌酸（Cr），由于前列腺的腺体在周围区和移行区、中央区，这些代谢物含量存在差异，周围区腺体含量丰富，其 Cit 波峰最高。(Cho+Cr) / Cit 的比值约为 60%；中央区腺体含量相对较少，Cit 含量较低，但其波峰不应低于 Cho。近年一些学者通过波谱成像测量 (Cho+Cr) / Cit 的比值来辅助诊断及鉴别诊断前列腺炎，王芳等研究认为在常规 MR-T_2WI 上表现为低信号的慢性前列腺炎，在波谱成像上 (Cho+Cr) / Cit 比值升高，与前列腺癌表现极为相似，但慢性前列腺炎的 (Cho+Cr) / Cit 比值升高主要是因为病变区域的枸橼酸盐含量降低，而其胆碱含量变化不明显。李飒英等对前列腺外周带经组织病理证实的 42 例前列腺癌及 30 例前列腺炎患者的磁共振波谱数据进行回顾性分析，将 CC/C ≥ 0.86 作为标准时，前列腺癌诊断的敏感性、特异性、准确性分别为 65.5%、71.4% 和 66.7%，阳性预测值和阴性预测值分别为 90.5% 和 33.3%；在 66.7% 前列腺炎患者中，MR 波谱数据显示较高的 CC/C 比值（大于 0.86），这主要是取决于升高的胆碱水平。在应用枸橼酸盐／正常枸橼酸盐 ≥ 0.75 作为辅助指标评估前列腺炎时，误诊前列腺癌的比率降低至 26.6%。

李鹏等认为，T_2WI 形态学及信号特征可以初步提示外周带早期前列腺癌和前列腺炎；磁共振弥散加权成像（DWI）弥散系数可定量鉴别前列腺病变的性质，对早期前列腺癌的诊断临床应用价值较高；动态对比增强磁共振（DCE-MRI）的 SI-T 曲线及相关灌注参数有助于癌灶和炎症的鉴别诊断，但彼此重叠较明显，需要联合 T_2WI 和弥散加权成像。研究发现，尽管外周带早期前列腺癌和炎症在 T_2WI 上均表现为低信号，但其形态学和信号特点存在一定差别，结节样或不规则形均质低信号常提示癌灶；而表现为较弥漫的不均匀低信号常提示炎症。有癌症病灶时前列腺形态常伴有占位性改变效应，而炎症时前列腺形态常无明显改变，当伴有外周带弥漫性肿胀时常提示急性炎症的存在。此外，高分辨率非抑脂 T_2WI 对前列腺周围组织结构显示清楚，如对包膜、两侧神经血管束、精囊腺，膀胱颈部、直肠前壁及盆底肌的显示，对 T 分期的判断具有较高价值。

外周带前列腺炎的 T_2WI、DWI 和 DCE-MRI 的表现：37 例炎症中，单侧外周带炎症 7 例，双侧外周带炎症 30 例。T_2WI 上，26 例表现为单侧或双侧外周带弥漫性稍低信号影（其中 8 例低信号中可见线样、楔形或小片状更低信号影）；8 例表现为局灶性低信号，边界不清；3 例表现为双侧外周带肿胀、肥厚，包膜完整，T_2WI 呈弥漫性低或稍低信号影。弥散加权成像上，27 例表现为单侧或双侧外周带弥漫性高或稍高信号影，弥散系数图呈稍低信号，弥散系数略减低；10 例表现为结节状或不规则形明显高信号影（其中 1 例表现为线样的明显间质低信号影），弥散系数图呈低信号，弥散系数减低。DCE-MRI 上，10 例（27.0%）表现为Ⅲ型曲线，21 例（56.8%）表现为Ⅱ型曲线，6 例（16.2%）表现为Ⅰ型曲线。

综上所述，MRI 的使用将进一步提高前列腺炎的诊断及鉴别诊断能力，对鉴别前列腺良性或恶性病变的临床价值较高，但仍需深入研究。

36. 前列腺穿刺的适应证与禁忌证

前列腺穿刺活检是前列腺疾病鉴别诊断的常规手段。目前在超声引导下前列腺穿刺是诊断前列腺癌的"金标准"。前列腺穿刺活检最早由 Ferguson（1930 年）首先尝试，并行前列腺癌的细胞学诊断，但因其方法原始而难以推广。直到 20 年后由 Soderstrom（1950 年）采用细针活检技术，再于 20 世纪 60 年代应用 Franzen装置，两者结合使细胞学诊断方法在前列腺疾病中得以推广。这种方法诊断准确率高，方法简便，其本身无痛，并发症少，可在门诊进行。相比于其他国家，我国前列腺穿刺活检患者的特点是前列腺特异性抗原数值高、前列腺体积小、Gleason 评分高、阳性率低。

（1）前列腺穿刺适应证和禁忌证

前列腺穿刺指征包括：①直肠指诊发现前列腺可疑结节，任何前列腺特异性抗原值；②经直肠前列腺超声检查或 MRI 发现可疑病灶，而前列腺特异性抗原正常者；③前列腺特异性抗原＞ 10ng/ml；④前列腺特异性抗原 4 ～ 10ng/ml，游离前列腺特异性抗原 / 总游离前列腺特异性抗原（fPSA/tPSA）可疑。符合①②者无论前列腺特异性抗原数值高低均需行前列腺穿刺活检。

前列腺穿刺禁忌证包括：①处于急性感染期、发热期；②有严重出血倾向的疾病；③有严重的内、外痔，肌周或直肠病变；④处于糖尿病血糖不稳定期；⑤处于心脏功能不全失代偿期；⑥有高血压危象。

（2）前列腺穿刺术的并发症及处理方法

经直肠前列腺穿刺术后常见并发症主要有感染、出血、尿潴留、疼痛等。有研究报道，在 1350 例患者中有 123 例患者出现不同程度的并发症，发生率为 9.11%。发生率最高的为感染，发生率 3.04%；其次为出血，发生率 2.37%。这是因为肠道内的细菌可以通过穿刺口处的毛细血管进入局部的微循环，从而造成泌尿生殖系统甚至全身的感染，最常见的致病菌为大肠埃希菌，感染主要表现为前列腺炎、尿路感染、睾丸炎、附睾炎、发热等。

①血尿：绝大多数患者都会出现一过性肉眼血尿，血尿发生

率为 10% ～ 84%。这可能与术前在前列腺外周行神经麻醉阻滞相关，但只有极少数会进展为严重血尿。有研究表明，在 2080 例接受前列腺穿刺术的患者中，仅 3 例有明显肉眼血尿，约占患者人数的 0.14%。另一项研究表明，1000 例穿刺活检病例中 4 例出现严重肉眼血尿。有一组接受前列腺活检的 190 名患者中 14% 出现一过性肉眼血尿，但只有 0.3% 进展为严重血尿。由此可见，前列腺穿刺术后轻微的血尿较为常见且与患者的前列腺体积、穿刺前灌肠和统计样本量有一定关系，需要住院的明显血尿病例不到 1%。

②疼痛和尿潴留：在前列腺穿刺活检过程中，根据患者身体状况及医疗条件，可以施行个体化疼痛治疗方案以减轻患者痛苦。穿刺术后，患者出现急性尿潴留发生率为 0.2% ～ 1.7%。

③直肠出血：术后发生率为 1.3% ～ 4.5%。穿刺针数和抗凝药物是影响直肠出血的重要因素。临床医生在行前列腺穿刺术前可对其进行相应调整，当发生严重的术后直肠出血时，可嘱患者卧床休息、进流质饮食，以及输注相应血液制品等。研究表明，通过超声引导下直肠加压的方式可使直肠出血从 17.7% 降至 1.5%，平均压迫时间约为 3 分钟。

④感染：研究表明，前列腺癌患者穿刺活检后感染性休克发生率为 1.25% ～ 14.14%。李娟等报道在 84 例患者中，感染性休克发生率为 8.3%，发生时间为术后 12 ～ 37 小时，7 例感染性休克患者共检出病原菌 11 株，其中革兰氏阴性菌占 72.73%，革

兰氏阳性菌占 27.27%。报道显示，98.2% 的患者术前预防性使用抗生素，其中以氟喹诺酮类最常用（92.5%）。针对革兰氏阴性杆菌，不同的应对方案也相继被发现，有人对 530 例经直肠前列腺穿刺的患者术前应用聚乙烯吡咯酮碘清洗直肠，结果发现仅有 0.2% 的患者引起大肠埃希菌附睾炎，有效降低了术后感染的发生率。

⑤死亡：前列腺活检后死亡病例极为罕见，发生率约为 0.09%，且主要死因包括脓毒性休克及坏疽等。穿刺前应严格筛查基础病，如肺源性心脏病、严重脑血管病、冠心病、高血压、糖尿病等，采取必要的干预措施。

目前临床医生多采用经直肠前列腺穿刺的方法。但是，经会阴前列腺穿刺活检术后相关并发症亦有所发生，有关报道显示，5700 例穿刺患者中，术后持续血尿或严重血尿发生率为 0 ～ 5.2%，而短暂和轻微血尿的发生率为 36.7% ～ 100%；尿路感染的发生率为 0 ～ 1.6%，严重感染概率为 0；急性尿潴留发生率为 1.6% ～ 8.8%。然而另一项报道显示，34 位患者中有 7 例出现了急性尿潴留（20.6%），考虑可能与患者术前未常规应用 α- 受体阻滞药有关。

⑥迷走神经反射：主要表现为呕吐、心动过缓和血压下降，这是因为患者在穿刺时过度紧张和不适所致，出现中度或严重血管迷走神经反射。其概率为 1.4% ～ 5.3%。血管迷走神经晕厥是前列腺穿刺前或穿刺过程中易发的一种反射性晕厥，以短暂并可

自行恢复的大脑供血不足和意识丧失为主要表现，临床表现为心悸、出冷汗、血压下降、全身无力继而跌倒等。出现血管迷走神经反射时的处理方式：调整体位，如头低脚高位、休息、吸氧、静脉补液，以缓解相关症状。

⑦阴茎勃起功能障碍：少数患者会出现阴茎勃起功能障碍（ED），影响患者的健康和生活质量。阴茎勃起是复杂的生理过程，受神经、血管、体液和心理的协同调节，因此，许多因素可能导致阴茎勃起功能障碍的发生，包括穿刺针数的增加、前列腺神经阻滞麻醉、疾病侵及神经血管束、焦虑和前列腺癌的确诊。但是对于其真正的发生率及可能影响阴茎勃起功能障碍发生的因素仍不明确。

Akbal 等认为，增加穿刺针数或前列腺饱和穿刺可能会暂时性地增加阴茎勃起功能障碍的发生率。而 Pepe 等研究发现，穿刺针数的增加并没有显著增加阴茎勃起功能障碍的发生率。患者在穿刺后 1 个月勃起功能发生变化的原因有：A. 患者在前列腺穿刺时过度紧张；B. 穿刺术后等待穿刺病理结果时产生的焦虑；C. 前列腺穿刺可能导致神经血管束直接受损或穿刺引起的水肿或血肿对神经血管束压迫；D. 前列腺穿刺可能引起的无菌性前列腺炎；E. 麻醉药对神经血管束短暂性麻醉作用；F. 少部分患者术后出现血精对患者心理的影响。患者在穿刺后 3～6 个月时性功能可以逐渐恢复到穿刺前水平。

37. 精囊镜诊治精囊炎的优势与不足

慢性前列腺炎临床上各不相同，往往不具有特异性。慢性前列腺炎经常与精囊炎同时存在，因而常称为"前列腺精囊炎"。精囊炎患者除有前列腺炎症状外，主要表现为血精（肉眼或镜下），反复发作，诊断和治疗有一定难度。应用精囊镜诊断和治疗精囊炎具有更直观、更精确的优势，是诊断和治疗顽固性前列腺精囊炎的一项重要选择。

（1）精囊镜检查的解剖学依据

精囊是雄激素依赖的附属性腺，可产生和储存精液，对男性生育能力至关重要。正常精囊为呈水平对称、囊状、细长的器官，头部位于前列腺与膀胱后方，超声影像下好似一个水平横置的蝴蝶结。

精囊位于前列腺后上方，主要功能是分泌精囊液组成精液。射精管是输送精液的通道，由精囊下端排泄管与输精管壶腹末端汇合而成。射精管由前列腺底穿入前列腺，并开口于精阜上，精囊的管状腺体高度盘曲，由卷曲的管道及分支构成，当精囊发生慢性炎性疾病，包括精囊结石、慢性精囊炎、射精管梗阻等时，炎性渗出物排出不畅而反复发作。

正常的精囊逆行通道是自尿道外口通过尿道至精阜，经前列腺小囊开口或精阜开口，再由双侧射精管开口通向精囊，这个自然腔道的存在，使得精囊镜检查技术成为可能。利用精囊镜经自然腔道可更直观、更精确地发现临床上难以确诊的顽固性血精病因，同时可以做相应治疗。

（2）精囊镜诊治前列腺精囊炎的优势

随着内镜技术的不断进步，更高分辨率、更细管径的输尿管镜应用于临床。Yang 等于 2002 年首次沿正常射精管生理腔道使用输尿管镜行精囊镜检查，并提出了精囊镜的概念；自此，精囊镜逐渐走向临床。Ozgok 等首次采用输尿管镜处理精囊结石取得成功，Cuda 等首次用输尿管镜成功进行精囊结石钬激光碎石。2008 年李龙坤等首次报道了经尿道逆行输尿管镜技术诊治远端精道疾病。输尿管镜的管腔纤细，而射精管开口及精囊具有可扩张性。射精管和精囊均可容受输尿管镜通过并观察。此外，技术的成熟与设备仪器的完善，精囊镜技术已成为国内外众多男科医生治疗顽固性精囊炎的一个重要选择。精囊镜技术在临床广泛应用，发现引起慢性精囊炎的主要原因有精浆排出不畅、精囊内壁炎症、充血或血管破裂。射精管出口梗阻引起的精液排出受阻是引起血精及精囊炎最常见的原因，射精管梗阻引起精浆潴留及感染，感染导致精囊黏膜充血、水肿，以及血管损伤引起血精。长期反复炎性刺激改变了精囊腔内环境，促进精囊结石形成，而结石亦加重梗阻，且药物难以杀灭结石表面细菌，导致感染反复，最后形成梗阻、感染、结石的恶性循环。反复用药诱发耐药菌株出现，加剧了血精的治疗难度，因此治疗重点是解除射精管开口梗阻，清除结石，同时控制感染。

（3）精囊镜检查的禁忌证

精囊镜检查的禁忌证包括前列腺癌、血液系统疾病、肝功能严重异常、严重感染、严重心脑血管系统疾病、既往结核病史和性传播疾病感染史、心理上不能接受、尿道狭窄、尿道闭塞或先天畸形患者。

（4）精囊镜检查操作方法

患者采取硬膜外麻醉，麻醉成功后，取截石位，常规消毒铺巾。沿尿道置入 F6 或 F7.5 精囊镜，行膀胱镜及尿道检查，排除尿道及膀胱病变。退镜至前列腺部后尿道，用灌注泵低压、低流量灌注生理盐水。观察黏膜是否有出血、充血；找到精阜，观察精阜形态、大小、开口。寻找到正中的前列腺小囊开口，在斑马导丝引导下沿开口进入前列腺小囊，观察前列腺小囊，前列腺小囊黏膜表面可能附着泥沙样结石及絮状物，可将超滑镍钛导丝盘入小囊腔，反复活动导丝，黏膜表面附着物多可脱落，再以冲洗液结合负压吸引反复冲洗，即可获得良好的视野。前列腺小囊内若发现较大结石可用抓钳取出结石，或应用钬激光碎石后冲出或取出结石。仔细观察，一般可发现两侧射精管开口，也有部分病例两侧射精管开口于精阜两侧。若射精管开口难以找寻，可适度加大冲洗速度，并用斑马导丝试插，也有部分患者因长期炎症刺激不能发现前列腺小囊开口，可用电切镜在精阜表面切开；找到开口后，在斑马导丝引导下分别进入双侧射精管和精囊。精囊一般呈蜂窝状结构，囊壁充血，囊液乳白色、淡黄色或淡红色，充满絮状混浊物或暗红色血凝块。尿道、前列腺、精囊及射精管未见肿瘤、囊肿等病变，证实术前精囊炎的诊断。通过精囊镜工作通道注入生理盐水反复冲洗囊腔直至囊液清亮，然后注入并保留0.5% 稀碘伏于囊腔内。若发现精囊内结石，置入 200μm 钬激光光纤行精囊结石碎石取石。术后常规留置气囊导尿管，并予抗感染治疗 48 小时；15 天内避免射精。1 个月内禁食辛辣刺激食物，禁止饮酒；术后随访 6 ～ 30 个月。

（5）精囊镜的不足与发展前景

目前，临床上常用的精囊镜有 F6 ～ F8 输尿管硬镜及输尿管软镜，该设备的应用使精囊腺的检查及疾病治疗较前有了明显的进步，但是该设备同时也存在一定的不足。输尿管硬镜较粗，有炎症的射精管及开口存在狭窄、组织弹性差等问题，较粗的镜体通过时容易引起组织的撕裂，导致出血，影响视野及检查结果的质量。同时由于入水通道粗，水压高，逆行感染概率增加。并且输尿管镜的镜体长，不利于手术中精细操作。软镜虽然镜体细，柔软，但是射精管短，精囊腺本身较小，其末端灵活弯曲的优点无法发挥，并且镜体更长，更难于支撑，使操作更加繁琐。

虽然精囊镜技术在临床上应用逐渐广泛，但是考虑精道、精囊解剖结构隐秘、细、窄的特殊性，人体解剖结构的差异性及目前无专用精道内镜手术操作设备等局限性，尚存在许多困难。其中，如何使精囊镜安全、准确、快捷地进入精囊就是难点之一，由于射精管口本身的狭窄或梗阻，导致射精管口难以辨认，因此精囊镜检查成功的关键在于正确辨认双侧射精管开口。虽然目前国内研究报道进镜方法多种多样，但成功率不高，使该技术在临床的广泛应用受到限制。成功率较低的主要原因是射精管远端开口细小，在镜下查找也很困难，直接进镜更加困难。同时由于炎症、感染、结石形成、先天性畸形等因素，可导致临床上多数精道镜检查患者在内镜下射精管口模糊，难以找到，甚至消失。

前列腺炎与相关疾病的关系

38. 前列腺炎与良性前列腺增生为互相诱导关系

目前认为，前列腺慢性炎症和良性前列腺增生可能具有互相诱导的关系。有资料显示，良性前列腺增生并发慢性前列腺炎高达78.3%，并且随着良性前列腺增生程度加重，慢性前列腺炎发生率逐渐增高，提示慢性前列腺炎与良性前列腺增生有高度的相关性。

总体来看，前列腺炎合并良性前列腺增生患者除具备单纯良性前列腺增生的一般临床特性外，还具有病史较长、下尿路症状较重、体积较大、急性尿潴留发生率和相关手术风险较大等临床特点。因此，积极预防和治疗前列腺炎有助于改善患者良性前列腺增生的相关症状，降低良性前列腺增生的发病率，延缓良性前列腺增生的病情进展，以及降低相关并发症的发生率，同时也大大减小了相关手术治疗的安全风险。

（1）良性前列腺增生合并前列腺炎的流行病学分析

Kohnen 等报道，在 161 例因良性前列腺增生而行前列腺切除术的患者中，炎症发生率为 98.1%。Bedalov 等报道，良性前列腺增生患者术后前列腺标本并发前列腺炎占 90.3%。Gerstenbluth 等研究也发现，前列腺切除术的标本中，95% 的外周带标本和 87.5% 的移行带标本切片均有多灶性慢性炎症区域。Nickel 等研究发现，前列腺炎性改变是良性前列腺增生患者最常见的组织学改变，即使没有前列腺炎临床症状的良性前列腺增生患者也是如此，在其进行研究的 80 例无前列腺炎症状良性前列腺增生患者行经尿道前列腺电切术（TURP）的前列腺组织中，100% 存在炎症。

袁冰等调查老年慢性前列腺炎合并良性前列腺增生患者的发病情况，总结其临床鉴别特点及治疗情况。对 2365 例良性前列腺增生患者行耻骨上前列腺切除术后组织标本的病理报告和门诊 3588 例良性前列腺增生患者的诊疗情况进行统计分析，研究结果发现，病理学确诊良性前列腺增生患者 2333 例，其中伴有慢性前列腺炎患者 1691 例，占 68.2%；门诊患者中有 3016 例伴有不同程度的慢性前列腺炎，占 84.5%，其中细菌性前列腺炎 2110 例，占 69.9%。从该研究来看，老年慢性前列腺炎并发良性前列腺增生发病率高，在临床上不易鉴别，目前对此类患者的诊断及治疗均不理想，应引起临床医生的高度重视。

（2）良性前列腺增生合并前列腺炎、精囊炎的常见病因

研究表明良性前列腺增生患者术后组织学检查发现前列腺存在炎性反应的比率高达 84% ～ 98%。良性前列腺增生合并慢

性前列腺炎、精囊炎主要原因有：①前列腺体积增大时，间质的增生挤压前列腺导管，导致腺管狭窄或者闭塞，前列腺液排出不畅或滞留。良性前列腺增生易并发便秘等排便障碍，诱发肛肠感染，而肛肠感染的细菌可通过淋巴系统引起前列腺感染。②前列腺导管细长弯曲，开口小，与精囊、输精管毗邻，射精管穿行于前列腺组织内与尿道成直角或斜行向上进入尿道，这样的结构导致病原菌易于进入腺体，而不利于腺体分泌物的排出和引流。输精管开口和前列腺管开口位置均在后尿道，容易相互逆行感染。③良性前列腺增生所致的残余尿增加了病原体感染的机会。由于良性前列腺增生并发尿潴留时须行导尿器械操作，从而造成尿道损伤并将细菌带入，导致前列腺感染。同时，慢性前列腺炎也可加重刺激促进前列腺组织增生，尤其是纤维组织的增生。④良性前列腺增生使前列腺部及膀胱颈部黏膜充血、水肿，局部免疫力下降，使致病菌或非致病菌易侵入前列腺引起感染。部分患者在前列腺腺体增生前已患有慢性前列腺炎一直未愈。

前列腺炎被认为是导致良性前列腺增生的一个相关因素，对合并炎症的良性前列腺增生患者的病理切片发现前列腺组织中浸润的炎症细胞几乎都为淋巴细胞。已有研究表明，前列腺增生标本中广泛存在组织学炎症的浸润，而免疫性炎症与良性前列腺增生的进展密切相关。在良性前列腺增生组织中的炎症区域存在的主要淋巴细胞为活化的 T 细胞。而 Th17 细胞是近年来发现的一类 CD4$^+$T 细胞亚群，其主要分泌的效应因子为白细胞介素

（IL）-17，主要作用于局部炎症反应和参与自身免疫反应的诱导。而趋化因子是一组具有趋化活性的小分子蛋白质，在炎症、自身免疫病、变态反应过程中发挥重要作用。IL-17 及趋化因子 CCL2、CXCL10 在合并前列腺炎的前列腺增生组织中表达高，可能在前列腺增生的组织学炎症中起重要作用。但 IL-17 及相关趋化因子在前列腺增生中的具体机制，尚需进一步研究。

　　近年来国外学者通过检测前列腺液中一些细胞因子水平变化，发现检测前列腺液中的细胞因子水平对慢性前列腺炎的诊断、分型及治疗效果评价具有重要意义。IL-1β 主要由单核细胞、巨噬细胞、内皮细胞等产生，具有广泛的免疫调节作用，并有致热和介导炎症的作用。IL-8 是一种趋化因子，它可以趋化和激活中性粒细胞，使其外形改变，促进脱颗粒，激活中性粒细胞并使其释放超氧化物（O_2、H_2O_2）和溶酶体酶。肿瘤坏死因子（tumor necrosis factor-α，TNF-α）是由活化的单核巨噬细胞产生的一种小分子蛋白，主要作用于内皮细胞，可提高中性粒细胞的吞噬能力，增强抗体依赖性细胞介导的细胞毒作用。PEG2 是产花生四烯酸环氧化酶途径的代谢产物之一，主要由巨噬细胞合成和释放，它是一种免疫调节剂，具有很强的免疫抑制活性，可作用于免疫系统的很多方面，通过对 T 细胞及一些炎性递质、趋化因子的抑制作用，对机体产生作用，如炎症时使血管扩张、水肿加剧，还可以引起发热和疼痛。当前列腺发生炎症时前列腺液浓度较高，这是由于浓缩前列腺液的化学诱导，导致了以 T 淋巴细胞为主的炎性细胞在局部聚集，而在这种环境下，凋亡抑制因子的含量会增加，从而引起前列腺细胞增殖。

部分良性前列腺增生病例可能先有前列腺炎，而慢性前列腺炎使得前列腺局部缺氧，诱导产生低水平的活性氧，促进新生血管形成，刺激前列腺周围活化的淋巴细胞释放炎性递质和生长因子，如前列腺素、PDGF、生长因子（TGF-β）、血管内皮生长因子（VEGF）、成纤维细胞生长因子（bFGF）、白细胞介素（IL-2、IL-4、IL-7）、干扰素等，刺激前列腺细胞增殖、减少细胞凋亡（如bcl-2的上调、MIC-1的下调等），使得前列腺纤维肌细胞增生，加重下尿路刺激症状。同时良性前列腺增生也可以引起前列腺导管机械性梗阻及扩张，分泌逐渐停滞，导管壁破坏和缺血，同时在结节的分化、重组、成熟和梗死的过程中，促进了感染和无菌性炎症的发生，加剧了腺体周围的炎性环境，从而导致前列腺炎，因此，两者互为因果、相互促进，多种因素形成恶性循环，最终导致良性前列腺增生合并前列腺炎。

（3）良性前列腺增生合并前列腺炎的临床表现与特点

良性前列腺增生和前列腺炎是两种男性泌尿生殖道最常见的良性疾病。良性前列腺增生合并前列腺炎患者在 60 ～ 69 岁是患病高峰期，临床约占 25%。良性前列腺增生与前列腺炎的病因与发病机制明显不同，发病后存在很多相似之处，都有不同程度下尿路症状，二者之间存在密切联系。有研究认为，前列腺炎症可能是引起良性前列腺增生的重要原因之一。同时，根据相关文献报道：良性前列腺增生患者多并发慢性前列腺炎，在进行实验室检查时，也会较早发生下尿路症状，所以前列腺炎很可能是导致良性前列腺增生的主要病因。

良性前列腺增生与慢性前列腺炎前者多见于老年男性，而后者则可见于各年龄段。许多学者已从流行病学、解剖学、病理学、细胞因子学说等多方面阐述了两者之间存在着一定的联系。Collins 等对 31 648 例无前列腺癌的患者进行前列腺炎与良性前列腺增生的研究发现，有良性前列腺增生病史的老年人有 7.7 倍的概率曾有前列腺炎病史。Gerstenbluth 等发现，前列腺切除的标本中，95.0% 的外周带切片和 87.5% 的移行带切片均有多灶性慢性炎症区域。

良性前列腺增生合并前列腺炎的临床表现更为复杂，两种疾病的症状和体征可以同时出现。有一些患者良性前列腺增生并不显著，但是临床症状非常明显，治疗比较困难，患者非常痛苦。大量的基础和临床研究均证实了良性前列腺增生与慢性前列腺炎具有密切的相关性。但良性前列腺增生与慢性前列腺炎在临床上许多症状相互重叠，均表现有不同程度下尿路症状，很难根据某一症状来确定哪种疾病存在。目前，这两种疾病的诊断均为临床诊断，缺少统一的"金标准"，两者之间无明显的界线，临床诊断与病理诊断有时不能完全统一。对于良性前列腺增生合并前列腺炎的诊断只有综合症状、体征及实验室检查方能做出临床诊断。

研究发现：①单纯的良性前列腺增生其在病程上要短于良

性前列腺增生合并前列腺炎，发生前列腺炎后，患者会有明显的腰骶部、会阴部疼痛，以及尿频、尿痛、尿白等不适症状。两种病症合并主要是良性前列腺增生对前列腺炎的影响作用，还需要进行不断地研究。②需要明确单纯良性前列腺增生与良性前列腺增生合并前列腺炎患者实验室诊断，检查前列腺特异性抗原（PSA），单纯良性前列腺增生低于良性前列腺增生合并前列腺炎患者，由于特异性抗原在外周血液中含量相对较低，所以，单纯良性前列腺增生的 PSA 实验结果低于良性前列腺增生合并前列腺炎患者，证实前列腺增生与前列腺炎之间存在很大关联性。③单纯良性前列腺增生的前列腺体积明显大于良性前列腺增生合并前列腺炎，可说明前列腺炎很可能为良性前列腺增生的诱发因素，因此，在对良性前列腺增生合并前列腺炎进行诊断时，需要对患者先进行前列腺炎的治疗，逐渐减少其前列腺炎症反应，在此基础上延缓病情发展，降低并发症的发生，减少手术过程中的风险。

一般来说，单纯良性前列腺增生可以具有较严重排尿异常，而不会产生明显疼痛。Collins 等调查发现，良性前列腺增生患者中有 33% 因为排尿异常就诊，2% 主诉疼痛，1% 因为性功能改变。而在慢性前列腺炎患者中，20% 因为疼痛就诊，19% 因为排尿异常，1% 因为性功能改变而就诊。良性前列腺增生合并前列腺炎临床特点明显，前列腺炎等级越高，炎性反应越明显，良性前列腺增生越严重，需要对其进行详细检查及诊断后对症治疗。

　　单纯良性前列腺增生患者以排尿困难和夜间排尿次数增多为主，而前列腺炎主要表现为会阴部、腰骶部、下腹部、睾丸等部位疼痛。疼痛或射精时不适感是困扰前列腺炎患者的主要问题，病程长的患者经常合并早泄和勃起功能障碍。良性前列腺增生合并前列腺炎患者表现为下尿路症状（LUTS）和疼痛同时出现，有 5% ～ 31% 的患者表现为射精痛。对于伴有下尿路症状的中青年男性，临床医生常将注意力集中在慢性前列腺炎的诊治上，而对于伴有下尿路症状的老年男性，则可能单纯按良性前列腺增生来进行治疗，而忽略了慢性前列腺炎的诊治。按目前国际上制定的前列腺炎分型，对于老年良性前列腺增生患者，很难单纯从症状或前列腺液检查来判断是否伴有慢性前列腺炎，区别单纯良性前列腺增生及良性前列腺增生合并慢性前列腺炎有较大难度。Collins 等通过调查发现，慢性前列腺炎最普遍的症状是疼痛性排尿，这一点在良性前列腺增生患者中少见，疼痛比其他尿路症状更有利于区别慢性前列腺炎与良性前列腺增生。但是，仅凭患者主诉的一个"疼痛"症状进行鉴别诊断缺乏科学性。

39. 前列腺炎可能成为前列腺癌发生过程中的危险因素

　　根据国内外研究结果，前列腺癌的病因尚不清楚，也没有资料证实，前列腺炎可以直接发展成为前列腺癌，但一个人可以同时患有前列腺炎、良性前列腺增生和前列腺癌三种疾病。

大量研究认为，慢性炎症与肿瘤关系密切，如肝炎与肝癌、结肠炎与结肠癌、慢性胃炎与胃癌等。此外，在流行病学、病理学、病原学等方面也证明，慢性前列腺炎促进前列腺癌的发生发展。Daniels 等对有前列腺炎和前列腺癌病史的患者进行分析，发现慢性前列腺炎症与前列腺癌的发生、发展呈明显的正相关性，并且慢性前列腺炎病史是前列腺癌的危险因素，炎症刺激时间越长，患癌症的风险可能越高。另外，也有研究显示，在慢性前列腺组织损伤时，长期受到损伤的前列腺上皮细胞会发生增生性萎缩，主要发生在外周带，这与前列腺癌好发于外周带是一致的，增生性萎缩可能会发展成上皮细胞瘤变，最后转变成前列腺癌。

Maclennan 等对 177 例需要进行前列腺穿刺活检的患者进行了长达 5 年的临床随访，穿刺结果显示，177 例患者中，144 例（81%）被证实为慢性前列腺炎。144 例慢性前列腺炎的病例在之后的 5 年内接受重复性前列腺穿刺活检发现了 29 例（20.1%）前列腺癌。该研究提示，前列腺的慢性炎症有可能成为前列腺癌发生过程中的危险因素。对慢性前列腺炎或合并有良性前列腺增生的患者应该定期随访。在患者症状表现明显时可以应用抗生素 1 ～ 2 周，尤其是伴随有血清前列腺特异性抗原增高的患者，静脉输注抗生素 10 ～ 14 天后，部分患者血清前列腺特异性抗原可以恢复正常。这是否对预防前列腺癌有益，仍需要多中心大样本的分析和研究。

40. 前列腺炎导致的神经精神症状是困扰医生的难题

慢性前列腺炎导致的神经精神症状，临床表现复杂多变，成为长期困扰患者和临床医生的难题。近年来，精神心理因素与慢性前列腺炎的病因学和症状学关系备受关注，是慢性前列腺炎症状反复及迁延不愈的重要因素。

武立新等探讨慢性前列腺炎患者精神障碍及其相关因素，研究精神心理因素在慢性前列腺炎发病中的作用。应用 Zung 氏焦虑量表（SAS）和抑郁量表（SDS）、国际前列腺炎症状评分指数表（NIH-CPSI）、勃起功能指数表（IIEF-5）及自制相关因素调查表对 1500 例慢性前列腺炎患者精神心理状况进行调查，对焦虑量表、抑郁量表评分结果与国内正常人测试结果相比较，并分析其与病程、慢性前列腺炎症状评分指数（chronic prostatitis symptom index，CPSI）、症状存在时间、性功能状况、年龄、职业、文化程度、前列腺液中白细胞数等因素的相关性。调查共回收有效问卷 1426 份（95.07%），结果显示焦虑量表评分为（42.90±9.67）分，抑郁量表评分为（44.24±10.20）分，均显著高于国内 1340 名正常人，即常模测试结果 ［焦虑量表（37.23±12.59）分，抑郁量表（41.88±10.57）分，$P = 0.000$］。按焦虑量表 ≥ 50 分、抑郁量表 ≥ 53 分划界，有焦虑症状者 337 例（23.6%），有抑郁症状者 309 例（21.7%）。焦虑量表、抑郁量表得分和检出率与病程、CPSI 积分、症状存在时间、性功能状况等有相关性（$P = 0.000$），而与年龄、职业、文化程度、前列腺液中白细胞数无相关性。从上述研究来看，慢性前列腺炎患者存在精神心理障碍，并与多种因素有关，精神心理因素在慢性前列腺炎发病中具有重要作用。吴学良等研究发现，慢性前列腺炎患者在躯体化、强迫、人际关系、抑郁、焦虑、抑郁量表总分、焦虑量表总分上与此对照组差异显著，表明慢性前列腺炎患者存在明显的心理问题。多元线性回归发现人际关系敏感、抑郁、焦虑、抑郁量表总分、焦虑量表总分为慢性前列腺炎伴性功能障碍患者疾病严重程度的影响因素。而这些心理障碍又以躯体化的形式表现出来，进一步加重患者的慢性前列腺炎症状，从而形成恶性循环。

单因素分析结果发现，病程、国际前列腺炎症状评分指数表、症状存在时间、性功能状况与慢性前列腺炎情绪障碍的发生存在明显相关性。患者病程越长，前列腺炎症状越重，症状存在时间越长，发作次数越多，焦虑、抑郁障碍的可能性越大。性功能下降与精神障碍密切相关，文献报道我国慢性前列腺炎性功能下降的发生率为49%，调查结果显示性功能下降组焦虑量表、抑郁量表得分与检出率均明显高于性功能正常组，由此推测性功能下降是促成焦虑、抑郁发生的重要因素之一。

一些学者认为其心理因素与以下几种情况有关：①前列腺有药物屏障作用，慢性前列腺炎病程长，疗效慢，患者心理压力较大，且随着病程延长，心理问题有不断加重倾向。②慢性前列腺炎引起的某些并发症（如不育、精囊炎、附睾炎等）导致了患者的生理和心理障碍。③患者误认为慢性前列腺炎是性传播疾病，对患者造成极大的心理压力。④慢性前列腺炎患者多属内向型性格，情绪不稳定，易受外界因素影响。⑤会阴部不适、睾丸疼痛、阴茎不适或尿道口"滴白"等症状引发患者的心理障碍。⑥某些医务人员片面强调慢性前列腺炎可能出现后遗症（如性功能障碍、不育等）和媒体夸大的宣传也加重了患者的心理障碍。

41. 前列腺炎对男性生育能力的影响微不足道

男性不育症的原因非常复杂，慢性前列腺炎对男性生育能力有负面影响，但如果前列腺炎患者认为男性不育症均是由前列腺炎所引起的，则是错误的。前列腺是人体最大的实质性附属性腺器官，其分泌的前列腺液构成精液的主要成分，与精液的质量和精子的活力有密切关系。前列腺炎可通过多方面作用引起不育，但不是引起不育的主要原因。

前列腺炎引起男性生育能力下降的因素可能为：①前列腺是诱发免疫反应的场所之一，前列腺炎可引起抗精子抗体形成，能直接作用于精子，使其活力下降、凝集或使精液不液化。②前列腺炎患者由于前列腺液成分的改变，可使精液的生化参数发生变化，主要表现为精液黏稠度增高而影响精子穿透力，且前列腺分泌功能低下引起蛋白溶解酶缺乏。③患慢性前列腺炎时前列腺分泌能力降低，精液不液化率明显升高。④前列腺炎对前列腺液的 pH 有一定影响，可使前列腺液的 pH 升高，影响精子的活动力。研究表明，人类的精子在精液 pH ＜ 6 时，失去活力；pH ＞ 8.2 时，精子活力增强；pH ＞ 9 时，活力又下降。⑤感染性前列腺炎、精囊炎可导致血精，重度血精可使精液质量下降而影响生育。血精患者也可因心理恐惧而导致性功能障碍，影响生育。尽管如此，前列腺炎只是男性不育的众多因素之一，其对生育能力的影响实际上是微不足道的。所以，前列腺炎患者大可不必认为前列腺炎对生育的影响很大，更不要认为男性不育均由前列腺炎引起。

在一组 200 例男性不育症患者的研究中，经过慢性前列腺炎症状评分指数（chronic prostatitis symptom index，CPSI）评分、前列腺液常规检查和细菌培养共确诊Ⅲ型和Ⅳ型前列腺炎 123 例（61.5%），其中ⅢA型前列腺炎 46 例（23.0%）、ⅢB型前列腺炎 63 例（31.5%）、Ⅳ型前列腺炎 14 例（7.0%）。123 例前列腺炎患者中，少、弱精子症患者 40 例（32.53%），精液正常患者 83 例（67.47%）。黄世宗等研究慢性前列腺炎对男性不育症患者精液质量的影响。选取慢性前列腺炎伴不育症患者 50 例为观察组，选择同一时期体检健康的已婚已育男性 60 例，作为对照组，对比两组患者的精液质量。相比较对照组而言，观察组患者的精子密度和成活率明显较低，而在精子 DNA 断裂指数和精子畸形率指标上，明显较高，组间对比差异显著（$P < 0.05$）。因此，慢性前列腺炎虽然可以直接导致患者精液质量下降，但对男性的生育功能产生的影响微不足道。

前列腺炎的治疗进展

42. 前列腺炎诊治近十年变化

在前列腺炎诊治方面，泌尿外科医生一直存在争议。2016 年康家旗等通过问卷调查研究中国泌尿外科医生对慢性前列腺炎诊治行为的变化。以问卷形式调查全国 29 个省、直辖市、自治区 1025 名泌尿外科医生，调查内容包括对慢性前列腺炎病因的认识、诊断和治疗方法的选择等，共纳入有效问卷 1025 份。其调查结果显示，39.0%（400/1025）的医生采用传统分类法，认为细菌感染、非细菌感染、膀胱及盆底功能障碍为慢性前列腺炎病因的医生较 2006 年增加；最常应用的检查方法仍为前列腺液常规检查（88.8%，910/1025），选择其余检查方法的医生比例均高于 2006 年；大多数医生选择药物治疗（85.6%，877/1025），选择心理治疗及前列腺按摩的医生比例下降，最常使用的药物是α-受体阻滞剂（88.4%，906/1025），使用抗生素的医生比例下降，两次调查各类抗生素的使用情况均不同。从以上调查结果来看，中国泌尿外科医生对于慢性前列腺炎的诊治行为相比 10 年前有所变化，但仍需进一步规范。

慢性前列腺炎的病因及发病机制仍然存在广泛争议。慢性前列腺炎的临床表现类似于急性前列腺炎，因此直到现在，病原体感染都被医生和患者认为是慢性前列腺炎的病因，我们的调查结果也显示，超过一半（60.0%，615/1025）的调查对象仍认为"细菌感染"是慢性前列腺炎的病因。然而，目前多数学者认为慢性前列腺炎可能是病原体感染和异常的盆底神经肌肉活动、免疫、心理、神经、内分泌等共同作用的结果。认为细菌感染、非细菌感染、心理因素、膀胱和盆底功能障碍为慢性前列腺炎病因的医生均超过 1/3，说明有越来越多的医生认为慢性前列腺炎并非单因素，而是多种因素相互作用的结果。

在前列腺检查方面，选择行前列腺液常规检查（88.8%，910/1025）、尿常规（88.3%，905/1025）、泌尿系超声（80.7%，827/1025）的医生均超过 80%，与 2006 年相比最明显的变化是，选择行尿常规的医由 39.8%（247/620）增加至 88.3%（905/1025），可能越来越多的医生意识到慢性前列腺炎患者至少需要尿常规来分析有无红白细胞、葡萄糖及蛋白尿等，以排除其他疾病。

体格检查是慢性前列腺炎必要的检查项目，尤其是直肠指诊，不仅有助于鉴别会阴、直肠、神经病变或前列腺其他疾病，还可以通过前列腺按摩获得前列腺液体。研究显示 69.0%（707/1025）的医生选择行体格检查，相较于 2006 年的结果（56.9%，353/620）有所增加，但仍有近 1/3 的医生忽视体格检查的重要性。血清前列腺特异性抗原检查、精液常规分析及尿流率等作为慢性前列腺炎检查的推荐项目或可选项目也被越来越多的医生所采用。研究表明，较高比例的慢性前列腺炎 / 慢性前列腺炎疼痛综合征患者伴随精神紊乱，如焦虑和抑郁，并对生活质量有显著影响。而研究结果显示，有 62.9%（645/1025）的调查对象选择对患者进行心理评估，而 2006 年结果显示仅有 20.7%（128/620）的医生行心理学分析，表明精神心理因素作为慢性前列腺炎的病因之一越来越受到广大临床医生的重视。

调查发现药物治疗、前列腺按摩、心理治疗及物理治疗是国内泌尿外科医生常常选择的治疗方法，绝大多数医生（85.6%，877/1025）选择药物治疗，α - 受体阻滞剂和抗生素是最常应用的两种药物。与 2006 年结果相比，使用 α - 受体阻滞剂的医生人数比例由 60.3%（371/615）增加至 88.4%（906/1025），这可能与医生认为 α - 受体阻滞剂能解除尿路梗阻、改善下尿路症状（lower urinary tract symptoms，LUTS）有关，也间接说明国内医生对于这一概念的认识在逐渐加强。而选择使用抗生素的医生比例从 2006 年的 74.0%（455/615）降至 57.8%（592/1025），但各类抗生素的使用比例均有不同程度的变化。心理治疗方面有研究结果显示，有 52.7%（540/1025）的调查对象选择心理治疗，与 2006 年结果相比有所下降，但本研究缺乏对心理治疗方式的调查，虽然大多数医生认识到心理治疗的重要性，但在临床上的实施情况可能并没有数据显示的那样乐观。前列腺按摩是传统的治疗方法之一，研究表明适当的前列腺按摩有利于前列腺管的引流、改善前列腺液循环及促进药物的穿透，从而减轻慢性前列腺炎患者的临床症状。物理治疗包括热疗、生物反馈等，作为辅助治疗手段在临床上都有一定的应用。

43. 前列腺炎应采取综合性治疗措施

2009 年《中国泌尿外科疾病诊断治疗指南》推荐前列腺炎应采取综合性治疗措施。Ⅰ型前列腺炎的抗生素治疗是必要而紧迫的。一旦得到临床诊断或血、尿培养结果后，应立即应用抗生素。开始时可经静脉给药，待患者的发热等症状改善后，可改用口服药物，疗程至少 4 周，症状较轻的患者也应使用抗生素 2～4 周。伴尿潴留者可采用耻骨上膀胱穿刺造口引流尿液，也可采用细管导尿，但留置尿管时间不宜超过 12 小时。伴脓肿形成者可采取直肠超声引导下细针穿刺引流、经尿道切开前列腺脓肿引流或经会阴穿刺引流。

Ⅱ型和Ⅲ型慢性前列腺炎的治疗目标主要是缓解疼痛、改善排尿症状和提高生活质量，疗效评价应以症状改善为主。

（1）一般治疗：健康教育、心理和行为辅导有积极作用。患者应戒酒，忌辛辣刺激性食物；避免憋尿、久坐，注意保暖，加强体育锻炼。

（2）药物治疗：最常用的三种药物是抗生素、α-受体阻滞药和非甾体抗炎镇痛药，其他药物对缓解症状也有不同程度的效果。

①抗生素：Ⅱ型前列腺炎应根据细菌培养结果和药物穿透前列腺的能力选择抗生素。前列腺炎确诊后，抗生素治疗的疗程为4～6周，其间应对患者进行阶段性的疗效评价。疗效不满意者，可改用其他敏感抗生素，不推荐前列腺内注射抗生素的治疗方法。Ⅲ A型前列腺炎推荐先口服氟喹诺酮类抗生素2～4周，然后根据疗效反馈决定是否继续抗生素治疗（只有当患者的临床症状确有减轻时，才建议继续应用抗生素），推荐的总疗程为4～6周。部分此型患者可能存在沙眼衣原体、溶脲脲原体或人类脲原体等细胞内病原体感染，可以口服四环素类或大环内酯类等抗生素治疗。Ⅲ B型前列腺炎不推荐使用抗生素治疗。

② α-受体阻滞药：α-受体阻滞药能松弛前列腺和膀胱等部位的平滑肌而改善下尿路症状和疼痛，因而成为治疗Ⅱ型／Ⅲ型前列腺炎的基本药物。推荐使用的 α-受体阻滞药主要有：阿夫唑嗪（alfuzosin）、多沙唑嗪（doxazosin）、萘哌地尔（naftopidil）、坦索罗辛（tamsulosin）和特拉唑嗪（terazosin）等。α-受体阻滞药可能对未治疗过或新诊断的前列腺炎患者疗效优于慢性、难治性患者，较长疗程（12～24周）的治疗效果可能优于高选择

性药物。α- 受体阻滞药的疗程至少应在 12 周以上，α- 受体阻滞药可与抗生素合用治疗Ⅲ A 型前列腺炎，合用疗程应在 2 周以上，之后停用抗生素，继续应用 α- 受体阻滞药 10 周以上。

③非甾体抗炎镇痛药：主要目的是缓解疼痛和不适。

④植物制剂：常用的植物制剂有普适泰、沙巴棕及浸膏等。

⑤ M 受体阻滞药：对伴尿急、尿频和夜尿，但无尿路梗阻的前列腺炎患者，可以使用 M 受体阻滞药治疗。

⑥抗抑郁药及抗焦虑药：对合并抑郁、焦虑的慢性前列腺炎患者，在治疗前列腺炎的同时，可选择使用抗抑郁及抗焦虑药治疗，应用时必须注意这些药物的处方规定和药物不良反应。可选择的抗抑郁及抗焦虑药主要有三环类抗抑郁药、选择性 5- 羟色胺再摄取抑制药和苯二氮䓬类等药物。

⑦中医中药：推荐按照中医药学会或中西医结合学会有关规范行前列腺炎的中医中药治疗。

（3）其他治疗

①前列腺按摩：推荐为Ⅲ型前列腺炎的辅助疗法，Ⅰ型前列腺炎患者禁用。

②生物反馈治疗：为可选择性治疗方法。

③热疗：尚缺乏长期的随访资料，对未婚及未生育者不推荐使用。

④前列腺注射治疗 / 经尿道前列腺灌注或经直肠灌注治疗：尚缺乏循证医学证据证实其疗效与安全性。

⑤手术治疗：经尿道膀胱颈切开术、经尿道前列腺切除术等手术对于慢性前列腺炎很难起到治疗作用，仅在合并前列腺相关疾病有手术适应证时选择上述手术治疗（如重度良性前列腺增生、巨大膀胱结石等）。

如确诊为膀胱过度活动症，首选治疗方法：①行为训练，包括膀胱训练、定时排尿。②一线药物治疗，如托特罗定（Tolterodine）、曲司氯胺（Trospium）、索利那新（Solifenacin）。③其他可选药物，如 M 受体拮抗药（奥昔布宁、丙哌唯林、普鲁苯辛等）、镇静、抗焦虑药（丙米嗪、多虑平、地西泮等）、钙通道阻滞药（异搏停、硝苯地平）、前列腺素合成抑制药（吲哚美辛）等。

目前比较公认的前列腺炎治愈标准为：①患者的自觉症状完全消失。②肛门指诊结果为前列腺正常或改善。③定位分段尿检结果正常。④前列腺液涂片染色正常，细菌培养转为阴性。⑤前列腺液常规镜检白细胞 0 ～ 10 个 /HP。

44. 前列腺液培养及药敏试验为抗生素的应用提供依据

何颖等研究慢性前列腺炎患者前列腺液培养的分布及常见分离菌，以便对耐药情况进行预防。该研究选取 800 例慢性前列腺炎患者，并对其前列腺液进行细菌培养，分析检测结果及细菌耐药性。800 份前列腺液标本中有 240 份检测出细菌，阳性率为 30%，6 份前列腺液出现两种细菌交叉感染，共分离出 245 株细菌，居前五位的依次是溶血葡萄球菌、表皮葡萄球菌、大肠埃希菌、粪肠球菌及金黄色葡萄球菌，分别为 62 株、36 株、31 株、28 株、23 株。从前列腺液分离出的葡萄球菌中甲氧西林耐药凝固酶阴性葡萄球菌（MRCON）占 56.2%，甲氧西林耐药金黄色葡萄球菌（MRSA）占 20.5%，肠杆菌科细菌中产超广谱 β - 内酰胺酶（ESBLs）的菌株占 36.9%，分离出的病原菌对常见抗生素均有较高耐药性。

刘晓聪等对 198 例慢性前列腺炎患者行前列腺液细菌培养与药敏试验。198 例患者中 128 例培养阳性，分离菌株 134 株，其中 98 例为革兰氏阳性球菌，以溶血性葡萄球菌为主；36 例为革兰氏阴性杆菌，以大肠埃希菌为主。王烁红研究发现，100 例病原菌，G$^+$球菌 89 例，所占比例 89.0%，其中凝固酶阴性的葡萄球菌 64 例（71.91%），金黄色葡萄球菌 14 例（15.73%），肠球菌 10 例（11.24%），甲型溶血型链球菌 1 例（1.12%），慢性前列腺炎患者 G$^+$菌感染以凝固酶阴性的葡萄球菌为主，其与金黄色葡萄球菌、肠球菌、甲型溶血型链球菌比较差异有统计学意义（$P < 0.05$）。G$^-$杆菌 11 例，所占比例 11.0%，其中大肠埃希菌 8 例（72.72%），奇异变形杆菌 2 例（18.18%），肺炎克雷伯菌 1 例（9.09%），慢性前列腺炎患者 G$^-$杆菌感染以大肠埃希菌为主，其与奇异变形杆菌、肺炎克雷伯菌比较差异有统计学意义（$P < 0.05$）。因此，慢性前列腺炎的主要致病菌为革兰氏阳性球菌，对患者前列腺液进行有效地细菌培养及药敏试验分析，可为

临床的诊疗提供依据。

目前临床中治疗慢性前列腺炎的主要方式为口服抗生素，主要包括青霉素类、喹诺酮类与磺胺类等药物，然而依据上述研究结果可知，上述药物具有较强的耐药性，因而无法获得良好的治疗效果。药敏试验结果显示，溶血葡萄球菌与金黄色葡萄球菌本身均具有耐甲氧西林的特性，对苯唑西林与青霉素的耐药率高达93%；对氟喹诺酮类、大环内酯类、氨基糖苷类、磺胺类的耐药率超过65%；对替考拉林耐药率较低，仅为3.62%。随着临床研究的不断进展，替考拉林、阿米卡星及呋喃妥因等药物的耐药性较低，因而可作为治疗慢性前列腺炎的主要药物，可有效抑制葡萄球菌，降低患者感染的发生率。

近年来治疗前列腺炎常用的抗生素药物有：

（1）盐酸莫西沙星（拜复乐）：盐酸莫西沙星是新一代喹诺酮类抑菌药，比传统喹诺酮类具有更广的抑菌谱和更强的抑菌活性。盐酸莫西沙星在显著增强革兰氏阳性菌、非典型病原体（包括衣原体、支原体）和厌氧菌活性的同时，也保持了传统氟喹诺酮药物对革兰氏阴性菌的活性。与其他喹诺酮类药物相比，盐酸莫西沙星对革兰氏阳性菌的活性为左氧氟沙星的 4～8 倍或更高；非典型性病原体的活性高于左氧氟沙星，是红霉素的 4～8倍；厌氧菌的活性显著强于左氧氟沙星。盐酸莫西沙星血药浓度达峰迅速（仅为 0.5～1 小时），生物利用度高达91%，半衰期长达 12 小时，24 小时血药浓度仍然高于常见主要致病菌的 MIC90

（90% 细菌所需最小抑菌浓度）。每天 1 次口服盐酸莫西沙星 400mg 即可全天有效杀灭细菌。

用法用量：盐酸莫西沙星（拜复乐）片0.4g，口服，每日1次，12 天为 1 个疗程。

盐酸莫西沙星的优点：①不会在糖尿病和非糖尿病患者中引起糖代谢紊乱。②不会增加心血管系统不良事件的发生风险，有良好的安全性。③肝、肾双通道排泄，是肝肾功能受损患者的理想选择。对于老年人、肾功能障碍或轻中度肝损害的患者，不需要调整用药剂量。④与多种常用药物或食物之间均无相互作用（与铁剂和含金属阳离子的抗酸剂合用应错开 2 ～ 4 小时服用）。

盐酸莫西沙星不良反应发生率为 7.94%，所有不良反应均为轻度，不影响治疗，且停药后自行消失。有关报道显示，504 例患者中共有 40 例出现不良反应，未见过敏反应（表 5-1），也有报道用药物后出现皮疹及发热等反应。

药物相互作用：盐酸莫西沙星（拜复乐）不可与麦角胺、二氢麦角胺、溴隐亭、特非那定、酮康唑及西沙必利配伍。

表 5-1 盐酸莫西沙星的不良反应及发生率

不良反应	发生率
消化道症状（口干、恶心、呕吐、腹部不适等）	4.37%（22/504）
头晕、头痛	3.17%（16/504）
耳鸣	0.20%（1/504）
嗜睡	0.20%（1/504）
合计	7.94%（40/504）

（2）选择小分子量、电离性、弱碱性、嗜脂性、低血浆蛋白

结合率和半衰期较长的抗生素，如环丙沙星 500mg，2 次 / 日，28 天为 1 个疗程；或氧氟沙星 200mg，2 次 / 日，28 天为 1 个疗程；或诺氟沙星 400mg，2 次 / 日，28 天为 1 个疗程。洛美沙星（lomefloxacin）400mg，1 次 / 日，连服 4 天即可。Gian-nopoulos 等在治疗膀胱炎时发现一次静脉注射培氟沙星（pefloxacin）800mg，2 小时后前列腺组织中浓度与血液浓度相似，推测对前列腺炎有良效。

（3）大环内酯类、四环素类及磺胺类药物，可作为二线用药选择，疗程同上。

（4）慢性前列腺炎合并支原体、衣原体感染者可选用以下药物：①阿奇霉素 0.5g，口服，1 次 / 日，12 天为 1 个疗程。②左旋氧氟沙星 0.1g，口服，2 次 / 日，14 天为 1 个疗程。③罗红霉素片 0.25g，口服，2 次 / 日，14 天为 1 个疗程。或用罗红霉素分散片 0.15g，口服，2 次 / 日，12 天为 1 个疗程。主要不良反应为腹痛、腹泻、恶心、呕吐等胃肠道反应，但发生率明显低于红霉素。偶见皮疹、皮肤瘙痒、头痛、肝功能异常（ALT 及 AST 升高）、外周血细胞下降等。有药物过敏史者禁用。

45. α-受体阻滞药物治疗前列腺炎有助于疼痛症状的缓解

近年来，α-受体（α-AR）阻滞药已经作为治疗慢性前列腺炎的常用药物之一。有学者认为，即使是单纯非细菌性前列腺炎也不能完全排除某些目前尚不能检测出来的病原微生物感染的可能。因此，临床实践中往往采用 α-受体阻滞药与抗生素联合用药的治疗方案。董秀哲等应用那妥（萘哌地尔片）α_{1A}-受体、α_{1D}-受体双重阻滞药治疗慢性前列腺炎患者 30 例，那妥 25mg，每晚 1 次，口服，同时配合应用抗生素，共治疗 6 周，其结果明显优于单纯应用抗生素治疗的对照组，两组间差异有统计学意义。α_{1A}-受体、α_{1D}-受体双重阻滞药不仅能松弛前列腺平滑肌的 α_{1A}-受体，改善后尿道高压及其尿液前列腺内的返流，缓解梗阻性症状，同时能阻断储尿期膀胱逼尿肌的 α_{1D}-受体，使其舒张，缓解刺激性症状，有助于慢性前列腺炎的治疗。

选择药物时应考虑到前列腺主要是 α_{1A}-受体，膀胱逼尿肌主要是 α_{1D}-受体，血管主要是 α_{1B}-受体。α_{1D}-受体拮抗药减少膀胱刺激症状的机制不完全清楚。应用 α-受体阻滞药可以选择性作用于后尿道、膀胱颈、前列腺部的 α-受体，解除膀胱颈及前列腺部尿道痉挛，增加尿流率，促进膀胱排空，减低尿道闭合压，防止前列腺内尿液返流，同时作用于盆底交感神经，解除盆底肌痉挛，缓解会阴及盆底紧张性肌痛。

（1）α-受体阻滞药的分类

α-受体阻滞药分为：①非选择性：不良反应多，如酚苄明。②选择性：直立性低血压危险，剂量难以控制，如哌唑嗪、阿夫唑嗪、特拉唑嗪、多沙唑嗪。③高选择性（α_{1A}/α_{1D}）：坦洛新（哈乐）。

（2）目前临床常用的 α- 受体阻滞药——坦洛新（哈乐）

坦洛新作为 α_{1A}- 受体高选择性的拮抗药物是治疗良性前列腺增生与合并前列腺炎患者的常用药物。其特点为：①选择性阻断前列腺及逼尿肌 α_{1A}/α_{1D}- 受体；②起效迅速、疗效显著；③有改善梗阻症状和刺激症状；④不良反应少、轻，可长期使用；⑤对血压影响小，无需更改高血压治疗方案；⑥不影响患者的性功能；⑦不影响患者的前列腺特异性抗原水平；⑧使用方便，0.2mg，口服，1 次 / 日。目前，坦洛新主要用于治疗良性前列腺增生和慢性前列腺炎合并良性前列腺增生的患者。

坦洛新的其他治疗适应证：①前列腺炎；②前列腺癌造成的排尿障碍；③中老年女性膀胱颈梗阻；④神经源性排尿障碍；⑤因膀胱颈功能障碍引起的其他排尿异常等。

用法用量：成人 0.2mg，口服，1 次 / 日，根据体重、症状的不同可适当增减药量。坦洛新对各类良性前列腺增生患者均有明显疗效。

不良反应：①神经精神系统，偶见头晕、蹒跚感等症状；②循环系统，偶见血压下降、心率加快等；③过敏反应，偶尔可出现皮疹，出现这种症状时应停止服药；④消化系统，偶见恶心、呕吐、胃部不适、腹痛、食欲缺乏等；⑤肝功能，偶见谷草转氨酶（AST）、谷丙转氨酶（ALT）、乳酸脱氢酶（LDH）升高；⑥其他，偶见鼻塞、水肿、吞咽困难和倦怠感等。禁忌证：对本药过敏者禁用。

坦洛新的临床不良反应发生率为4.81%。坦洛新以治疗排尿困难为主，与治疗尿路刺激症状药物合用可能会有更好的疗效。对治疗良性前列腺增生合并前列腺炎患者，目前临床推荐非那雄胺（保列治）和坦洛新联合用药效果更好。

应用坦洛新治疗慢性前列腺炎可解除膀胱颈及尿道前列腺部痉挛，增加尿流量，降低尿道闭合压，防止前列腺尿液返流，尤其适合用于尿流动力学检查发现为前列腺部尿道功能性梗阻的前列腺炎患者。Barbalias用抗生素加坦洛新治疗慢性前列腺炎134例，前列腺痛72例，慢性细菌性前列腺炎64例，发现慢性非细菌性前列腺炎组单用 α - 受体阻滞药复发率低于联合用药；慢性细菌性前列腺炎联合用药的复发率和症状改善程度低于单用抗生素。因此，坦洛新还有助于前列腺痛症状的缓解。

46. 经直肠给药疗法对充血性前列腺炎有确切疗效

前列腺和直肠周围有极丰富的静脉丛，为经直肠吸收的药物提供了必要的解剖学条件。采用经肛门直肠给药，使局部用药起效迅速，药物不断刺激局部，疏通经络，有利于药物穿透直肠壁进入前列腺体内，改善微循环促进炎症吸收和前列腺体的分泌，减轻前列腺淤血和水肿，从而达到治疗目的。

Shafik发现，直肠静脉与膀胱前列腺静脉丛之间有2～6条小的痔生殖静脉，且直肠静脉和血液单向输送到泌尿生殖静脉丛，没有反向运输。林成仁等通过放射性核素示踪法，以前列安栓的质控成分盐酸小檗碱作为示踪物，研究发现药物经直肠吸收十分迅速，而且前列腺组织中的药物放射性在 24 小时内均高于腹主动脉血中的浓度。此外，正相高效液相－荧光检测方法检测慢性前列腺炎患者使用前列安栓后 12 小时的前列腺按摩液和血液中小檗碱浓度显示：前列腺液中药物浓度比血液中高 4 倍。这些结果说明了经直肠栓剂治疗慢性前列腺炎的合理性，证实了前列安栓治疗慢性前列腺炎的有效性和安全性。

　　传统的经直肠给药有野菊花栓、前列安栓、双氯芬酸钠栓、吲哚美辛栓等，这些对前列腺炎和混合痔患者均有疗效。前列安栓主要成分包括黄柏、虎杖、泽兰、栀子等中药，小檗碱类生物碱是前列安栓黄柏的有效成分，也是其质控成分。研究表明，小檗碱类生物碱具有多种药理作用，包括抑制大肠埃希菌、金黄色葡萄球菌等多种细菌生长，抑制环氧化酶 -2（COX-2）转录活性，阻断炎性递质形成，减少组织间炎性细胞浸润及 α_1- 受体阻滞药的作用，从而缓解前列腺炎症状。李宁忱、张凯等研究发现，应用前列安栓治疗组总显效率 28.1%（18/64），总有效率 71.9%（46/64），对照组总显效率 13.3%（8/60），总有效率 41.7%（25/60），两组比较差异有统计学意义。治疗组 2 例患者出现轻度不良反应，1 例轻度腹泻，1 例轻度肛门出血；轻度不良反应未采取其他处理，也未停止用药；轻度腹泻者治疗期间仍持续，肛门出血者于当天缓解。冯俭评估前列安栓治疗慢性前列腺炎的临床效果，将 350 例慢性前列腺炎患者随机分成前列安栓组和抗生素对照组，前列安栓组每日 1 粒前列安栓于晚间便后塞入肛门 3 ～ 5cm；抗生素组单用广谱抗生素或抗革兰氏阴性菌的药物。对两组疗效进行分析评估。结果：前列安栓组总有效率达 81%，抗生素对照组有效率 40%，差异有统计学意义。因此，前列安栓治疗慢性细菌性前列腺炎及非细菌性前列腺炎安全、有效，患者的依从性好，是治疗慢性前列腺炎有效药物之一。

双氯芬酸钠是一种非甾体强效抗炎镇痛药，具有药效强、不良反应少、个体差异小等特点。同时双氯芬酸钠也是新型前列腺素合成酶强有力的抑制药，它可通过抑制前列腺素合成过程中所必需的环氧化酶，阻滞花生四烯酸转变为前列腺素，减少体内前列腺素的合成与释放，从而达到对泌尿生殖道平滑肌松弛的作用。双氯芬酸钠虽可口服给药，但血药浓度远不及直肠给药。双氯芬酸钠通过直肠黏膜吸收，大部分药物不通过肝直接进入体循环，不经或少经肝代谢，这可以防止或减少药物在肝中的生物化学变化，同时避免消化道内酸、碱体液及酶类对药物的影响和破坏，避免药物对胃黏膜的刺激，减少胃黏膜出血和溃疡并发症的发生。双氯芬酸钠使用方法：经肛门向直肠内塞入双氯芬酸钠栓 50mg，塞入深度 5cm，3 小时内勿排便，每 12 小时 1 次，连续给药 2 周为 1 个疗程。

中医学认为慢性前列腺炎多与湿、热、血瘀等有关。研究发现，在临床实践中选用水蛭、桃仁等中药可活血通络、化瘀散结，配车前子、萆薢、大黄等清热利湿，辅以西洋参补益正气，提高机体免疫力，调整阴阳平衡，有利于症状缓解。邵馆荣报道，以复方紫草膏治疗慢性前列腺炎 40 例，药用紫草 30g，红花、穿山甲各 10g，乳香、没药各 10g，共研细末，过 120 目筛，加凡士林调成糊状。患者取膝胸位，以 1∶1000 苯扎溴铵（新洁尔灭）消毒会阴部 3 次，术者戴无菌手套取药 3～5g 捏为团状，蘸少许液状石蜡或植物油，以手指将药自肛门送至直肠前壁，涂于前列腺附近，嘱患者卧床休息 30 分钟，每日或隔日用药 1 次，10 次为 1 个疗程，结果：痊愈 23 例，好转 10 例，无效 7 例。

近年来，采用中药灌肠方法治疗慢性前列腺炎的报道颇多，并取得了较好疗效。中药灌肠温度为 40～42℃，可通过温热效应直接作用于前列腺，促进前列腺血液循环，增强白细胞吞噬功能，加速前列腺局部新陈代谢产物和毒素排出，促进炎症吸收和瘢痕组织软化。另外，灌肠中药能否通过直肠壁直接进入前列腺而发挥药物效应，目前有两种看法：①以往认为前列腺与肠间有筋膜相隔，一般药物很难通过此筋膜而透入前列腺。灌入肠腔内的药物仍需通过肠壁吸收，进入大循环后再作用于前列腺而发挥作用。②近来有人通过动物实验发现用放射性核素标记的药物成分可通过直肠壁直接作用于前列腺组织，这为中药灌肠疗法的作用机制提供了实验依据。由于治疗慢性前列腺炎的中药多为活血软坚、解毒清热之品，长期口服极易损伤脾胃，尤其对脾胃虚寒证患者而言更是如此。近年来常用处方为败酱草 50g，蒲公英 50g，土茯苓 30g，鸡血藤 30g，延胡索 30g，黄柏 30g。通过临床实践体会到，用 40 ～ 42℃中药煎剂灌肠后，患者的症状缓解迅速，有时即刻有舒适感，疼痛症状减轻或消失，前列腺液白细胞也明显减少。温水坐浴及药水熏洗可以促进盆腔血液循环，改善微循环，尤其对充血性前列腺炎有确切疗效。

47. 植物药和中成药可以作为治疗前列腺炎的首选方法

近年来，中成药、植物药疗法在前列腺疾病中得到广泛应用，与应用抗生素治疗相比，此疗法具有更好的效果，且使用方便，可作为非细菌性前列腺炎首选的方法。

（1）植物药

松烯复合物（rowatinex）：主要成分为茴香醚、冰片、桉树酚、樟脑烃、茴香酮、橄榄油、植物精油等。Lee 等发现，分别用松烯复合物和布洛芬（ibuprofen）治疗两组Ⅲ型前列腺炎患者（用法用量为：松烯复合物 200mg，口服，3 次 / 日，布洛芬 600mg，口服，3 次 / 日）。6 周后比较两组治疗前后慢性前列腺炎症状评分指数。结果表明，松烯复合物的疗效明显优于布洛芬。

舍尼通（prostat）：是瑞典纯种裸麦花粉的浸出物，具有抑制内源性炎性递质合成，抗感染、抗水肿作用及促进膀胱逼尿肌收缩和尿道平滑肌舒张的作用。Elist 通过对 60 例前列腺炎患者进行双盲对照实验发现，治疗 6 个月后，治疗组下尿路症状的改善明显优于对照组。

沙巴棕（saw palmetto）：是美国东南部矮小棕榈树的浆果提取物，因其对前列腺的特殊作用而被全世界广泛应用。研究发现，它有类似 5α - 还原酶抑制药（非那雄胺）、肾上腺素能受体阻滞药、抑制双氢睾酮结合到胞质雄激素受体的功能活性，可以显著改善尿流率和症状评分，并且安全，易为患者所接受，但目前仍然缺乏大规模对照研究。

槲皮素（quercetin）：是一种生物类黄酮，含有菠萝蛋白酶和木瓜蛋白酶，可直接作用于炎性细胞，具有抗氧化应激和抗炎性反应的作用，从而降低前列腺液内的前列腺素水平。研究表明，该药可明显改善难治性前列腺炎患者的症状。

戊聚糖多硫酸钠：是一种植物内提取的半合成黏多糖，可有效缓解患者的症状，尤其对合并间质性膀胱炎患者疗效更好。Nickel 等在对 100 例前列腺炎患者进行的一个为时 16 周的双盲对照实验中发现，每天口服戊聚糖多硫酸钠 900mg 的治疗组症状的改善程度显著优于对照组。

策尿通（cernilton）：是从多种植物花粉中提取的花粉浸出物，含有糖类、脂肪、蛋白质、维生素及矿物质等。该药有抗炎作用，可改善慢性前列腺炎和良性前列腺增生的尿路症状。

（2）中成药

中成药包括龙金通淋胶囊、前列舒通胶囊、复方玄驹胶囊、六味地黄丸、金匮肾气丸、前列倍喜、前列舒丸、泌尿宁颗粒、泌淋清胶囊等药物，治疗前列腺炎都有一定疗效。中医学认为，慢性前列腺炎属淋证、精浊、尿浊、淋浊等范畴，其病因病机常为内外湿热之邪侵犯下焦，湿热之邪长期不清，久郁不泄，而致气血瘀滞。临床症状也多表现为湿热瘀阻之象，治疗以清热利湿、化瘀散结为主。目前常用中成药主要有：

前列舒通胶囊：该药由 13 味中药组成，其中赤芍、虎耳草、川芎、牛膝、当归具有活血化瘀、通经活络作用，可改善局部循环、消除生殖道感染所致腺体及导管梗阻；黄柏、土茯苓、马齿苋、泽泻清热解毒利湿、抑菌消炎，可协助抗生素发挥抑菌作用；柴胡疏肝理气，促进水精输泻，气机调畅。实验研究发现，前列舒通胶囊可以抑制炎性细胞浸润；并有减轻前列腺损伤、疏通腺腔腺管、改善微循环、抑菌消炎和利尿等作用，并具有明显的镇痛作用。用法用量：每次 2～3 粒，口服，3 次/日。

龙金通淋胶囊：龙金通淋胶囊主要由熊胆粉、白花蛇舌草、金钱草、鱼腥草、龙胆草、竹叶、柴胡、生地黄、紫丹参、黄芪、茯苓等药物组成。主要功能为清热利湿、祛瘀消肿。方中熊胆粉清热解毒以消痈肿；白花蛇舌草、金钱草、鱼腥草既能清热解毒，又能利水通淋；龙胆草善于清泄下焦湿热；柴胡疏肝解郁，清肝经之热；生地黄清热凉血；丹参凉血活血祛瘀；黄芪补中益气，利水消肿；茯苓既能健脾补中，又善利水渗湿、祛瘀消肿之功。因此，龙金通淋胶囊的诸多药理特性比较符合慢性前列腺炎的治疗需求，并在临床治疗实践中获得了比较满意的疗效。用法用量：每次 2～3 粒，口服，3 次/日。有一组报道显示，细菌性前列腺炎 134 例，培养结果以大肠埃希菌、变形杆菌为主，其次为金黄色葡萄球菌，经龙金通淋胶囊治疗后总有效率为 86.57%。非细菌性前列腺炎 176 例，其中沙眼衣原体感染 35 例，治疗后 26 例转阴，占 74.28%；泌尿生殖道支原体感染 31 例，治疗后 17 例转阴，占 54.38%。

泌尿宁颗粒：其方剂为柴胡、黄柏、萹蓄、桑寄生、续断、苘麻子、白芷、五味子、甘草。药理研究表明，泌尿宁颗粒对金黄色葡萄球菌、大肠埃希菌、铜绿假单胞菌等 10 多种细菌均有明显抑制作用，对支原体、衣原体引起的泌尿生殖系感染有显著的疗效。还具有抗感染、镇痛、利尿及调节免疫功能的作用，可广泛应用于多种泌尿生殖系感染。另外，泌尿宁颗粒对治疗肾盂肾炎、膀胱炎，以及急慢性前列腺炎及支原体、衣原体引起的泌尿生殖系感染有明显改善作用。前列腺炎临床疗效观察显示，门诊患者 350 例，每次服用泌尿宁颗粒 12g，3 次 / 日，10 日为 1 个疗程，随机观察，改善前列腺炎症状有效率：尿频 95%，尿急 95.5%，尿痛 96.2%，尿滴沥 94%，排尿困难 97%，会阴部胀痛 94%，性欲减退 89%。慢性前列腺炎总疗效观察：临床痊愈率 30%，显效率 49%，有效率 18%，无效 3%。

泌淋清胶囊：其主要成分为四季红、黄柏、酢浆草、仙鹤草、白茅根、车前草等苗族常用药组成。该药品为胶囊剂，内容物为深棕色颗粒状粉末，气香，味苦。功能与主治：清热解毒、利湿通淋，用于下焦湿热、热淋、白浊、尿道刺痛、小便频急、急慢性肾盂肾炎、膀胱炎、前列腺炎及尿路感染等。用法与用量：3粒，口服，3次/日。实验表明，本品具有抑菌、抗感染、解热、镇痛作用。据报道其治疗慢性前列腺炎总有效率为57.9%，明显高于诺氟沙星（33.3%）。

复方玄驹胶囊：其主要以玄驹、淫羊藿、蛇床子、枸杞子等中药配伍而成。玄驹味酸、咸，性温，具有扶正固本、补肾壮阳、养血荣筋、祛瘀通络之功；淫羊藿味甘、辛，性温，归肝肾经，具有补肾壮阳、祛风除湿之功能；蛇床子性温，味辛、苦，能温肾壮阳、祛风燥湿；枸杞子补肾填精、益阴助阳。诸药配伍具有良好的温肾、壮阳、益精之疗效。对伴有腰膝酸软、性欲低下、功能性阳痿的慢性非细菌性前列腺炎有较好的疗效。复方玄驹胶囊的内容物为棕色至棕褐色的粉末；味苦、微麻、甜。功能主治：温肾，壮阳，益精。用于肾阳虚，乏力，精神不振，腰膝酸软，少腹阴器发凉，精冷滑泄，肢冷尿频，性欲低下，阳痿。用法用量：2～3粒（每粒装0.42g），口服，3次/日。个别患者服用过后会出现轻度头晕、咽痛、大便干结等症状，一般不影响治疗。

李宝龙探讨复方玄驹胶囊联合消炎痛栓治疗Ⅲ型前列腺炎的疗效。选择216例Ⅲ型前列腺炎患者，分为2组对照研究。治疗组108例，合并阴茎勃起功能障碍（ED）患者24例，不育21例，其中精液异常18例，应用复方玄驹胶囊治疗，3粒，口服，3次/日，辅以消炎痛栓睡前直肠给药治疗，100mg，1次/日。对照组108例，合并阴茎勃起功能障碍（ED）者 24 例，不育者 24 例，其中精液异常者 18 例，以喹诺酮类抗生素为主，辅以消炎痛栓睡前直肠给药治疗，100mg，1 次 / 日。分别治疗 6 周。观察治疗前后慢性前列腺炎症状评分指数、前列腺液常规检查的变化及合并症的改善，并评价疗效。结果治疗 6 周后，治疗组临床治愈 29 例（26.85%）；显效 36 例（33.33%）；有效 20 例（18.51%）；无效 23 例（21.31%）。对照组临床治愈 12 例（11.11%）；显效 26 例（24.07%）；有效 18 例（16.67%）；无效 52 例（48.15%）；NIH-CPSI 评分及合并症的改善，治疗组明显优于对照组（$P < 0.05$）。复方玄驹胶囊联合消炎痛栓是一种治疗Ⅲ型前列腺炎的有效方法。

有研究表明，复方玄驹胶囊不会影响精子的密度，也不影响他莫昔芬的生精子作用，王忠等通过动作实验发现复方玄驹口服液能够增加受试动物阴茎勃起功能和交配能力，显著提高捕捉率、交配率。辛钟成等研究发现，从天然淫羊藿中分离出来的单体淫羊藿苷具有较强的松弛阴茎海绵体平滑肌的作用，其作用机制与抑制磷酸二酯酶（PDE-5）活性、增强一氧化氮环磷酸鸟苷（NO-cGMP）通路有关。袁娟丽等发现，蛇床子能明显提高去势大鼠血清中睾酮、卵泡刺激素、黄体生成素的含量。由于复方玄驹胶囊为纯中药制剂，不含睾酮、雌二醇及人工合成的类固醇激素，其补肾壮阳、促进生殖内分泌功能的生物学作用机制可能是直接通过下丘脑 - 垂体 - 性腺轴起作用，具有整体调节功能。复方玄驹胶囊可以用于少精子症、弱精子症患者，在提高精子密度的基础上提高精子活动力。此外，复方玄驹胶囊治疗慢性前列腺炎合并勃起功能障碍（ED）患者疗效较好。孙海容报道 52 例患者，在连续服用复方玄驹胶囊 4 周后，前列腺炎症状得到明显改善，总有效率为 86.5%，大多数患者的勃起功能也有不同程度的改善，总有效率达 82.7%，这显示复方玄驹胶囊对Ⅲ型慢性前列腺炎合并勃起功能障碍具有较好的疗效。这是由于玄驹制剂中不含睾酮、雌二醇及人工合成的类固醇，不具有替代激素的作用。

（赵鸿 整理）

48. 针刺疗法治疗前列腺炎

有关针刺疗法治疗前列腺炎方法如下：

取肾俞、膀胱俞、关元、三阴交、中极，针刺用平补平泻手法，每日或隔日 1 次，10 ～ 15 次为 1 个疗程。

选穴：腰阳关、气海、关元、中极、肾俞、命门、志室、三阴交、足三里，以上穴位分组交替使用，每日或隔日 1 次，采用中等刺激，并可配合艾条灸法。

耳针：可选肾、膀胱、尿道、盆腔，强刺激，每日或隔日 1 次，10 ～ 15 次为 1 个疗程。

（赵鸿 整理）

49. 《金匮要略》一书中有关治疗前列腺炎的方剂

李孟魁等通过循证医学方法探寻《金匮要略》一书中有关治疗前列腺炎的方剂运用规律，通过数据库检索文献获取《金匮要略》中治疗前列腺炎的优势方剂谱，之后使用已制定的文献评价标准对临床研究文献及个案经验报道进行评价，以获得前列腺炎在现代临床环境下的中医证型。其检索临床研究文献 45 篇，个案经验报道文献 63 篇，最终发现，前列腺炎在现代临床环境下的主要中医证型为桂枝茯苓丸证、当归贝母苦参丸证、薏苡附子败酱散证。通过分析前列腺炎与应用方剂，发现共有 23 首方剂用于治疗前列腺炎，属于同病异治。结合相关资料，利用循证医学理念研究可见：运用桂枝茯苓丸治疗前列腺炎共 11 篇文献，纳入 1052 例患者；运用当归贝母苦参丸治疗前列腺炎共 7 篇文献，纳入 986 例患者；运用薏苡附子败酱散治疗前列腺炎亦有 7 篇文献，纳入 787 例患者。文献质量评价发现，高质量证据分布在桂枝茯苓丸治疗前列腺炎的临床研究文献中。

桂枝茯苓丸是《金匮要略·妇人妊娠病脉证并治》中治瘀血阻滞、寒湿凝滞的癥病漏下的主方，其主证表现为经水异常，漏下不止，并无有关治疗前列腺炎相关症状的论述。中医学认为，前列腺炎以血瘀、肾虚、湿热为主要病机，系瘀热结聚下焦，内生癥积，阻滞水道所致，与妇科癥瘕具有相似的病机。桂枝茯苓丸由桂枝、茯苓、牡丹皮、桃仁、赤芍组成，能补肾气，利水道，祛血瘀，消痞块，因此能明显缓解前列腺炎患者临床症状，还可以减小增生的前列腺体积。前列腺炎在本方的病证谱中，属于高频病证；在文献质量评级中属于高质量证据。同时还可见瘀血阻滞、寒湿凝滞是前列腺炎临床常见病机之一，具有较高的患者聚集度。

当归贝母苦参丸是《金匮要略·妇人妊娠病脉证并治》中治妊娠小便难的主方，其主证表现为妊娠小便不利，饮食如故。前列腺炎的小便不利虽然与妊娠小便不利不同，但其病机相通，即"每因血虚生热，气郁化燥，膀胱津液受损而致小便不利"，故可"异病同治"。其方由当归、贝母、苦参组成。当归活血润燥；贝母清热利气，开郁散结，以复肺之通调水道之职；苦参杀虫利尿，清热燥湿。诸药合用，使血得濡养，郁热得开，湿热得除，水道通调，则小便自能畅利。陈野等实验证实，当归贝母苦参丸对小鼠良性前列腺增生具有明显的抑制作用，可显著降低实验小鼠前列腺症状评分指数。前列腺炎在本方的病证谱中，属于高频病证。低质量证据显示，当归贝母苦参丸加味对照八正散干预慢性前列腺炎初中期在临床总有效率方面效果肯定，具有优势。可以看出，血虚、热郁膀胱是前列腺炎临床常见病机之一。

薏苡附子败酱散是《金匮要略·疮痈肠痈浸淫病脉证并治》中治疗因多"素体阳虚，寒湿瘀血互结"所致"肠痈"的主方，其主证表现为肠痈内已成脓，腹痛，肌肤甲错等，并无有关治疗前列腺炎相关症状的论述。薏苡附子败酱散由薏苡仁、附子、败酱草组成，薏苡仁健脾利湿排脓；败酱草清热解毒，逐瘀排脓；

附子振奋阳气。诸药合用,解毒散结助阳。现代药理研究证实,薏苡附子败酱散具有止痛消炎、改善免疫系统功能的作用。前列腺炎在本方的病证谱中,属于高频病证。低质量证据显示,薏苡附子败酱散、桃核承气汤加减对照前列康片干预慢性前列腺炎在临床总有效率方面有优势。提示前列腺炎的常见病机之一是气血瘀滞,热毒日久,阳气受损,在病患人群中具有一定的聚集度。

益气活血托毒方是中国中医科学院西苑医院泌尿外科治疗ⅢB型前列腺炎的协定方。其主要分成为生黄芪30g、党参15g、白术15g、茯苓20g、丹参30g、川芎15g、熟大黄6g、红花10g、元胡10g、莪术10g、红藤15g、陈皮10g。生黄芪有益气敛汗、固表生津、利尿消肿、拔毒生肌之功,可用于治疗脾虚便溏、气虚内脏下陷、疮疡久不收口等。党参有益气、生津、养血之功。可用于治疗中气不足之倦怠便溏、肺气虚之咳喘语弱、气津两伤之气短口渴等。白术有健脾益气、燥湿利水、止汗、安胎之功,可用于治疗脾虚不足所致诸症。茯苓有健脾宁心、利水渗湿之功,可用于治疗脾虚便溏、心神不宁、水肿尿少等。丹参有活血通经、祛瘀消痈、凉血止痛、清心除烦之功,可用于治疗积聚癥瘕、心烦失眠、疮疡肿痛等。川芎有活血行气、祛风止痛、行气开郁之功,可用于治疗气滞血瘀所致疾病,局部肿胀疼痛、胸胁胀闷不舒等。熟大黄有泻热通腑、凉血解毒、逐瘀通经之功,可用于治疗瘀血阻滞痛证。红花有活血通经,祛瘀止痛之功,可用于治疗癥瘕、死胎、瘀血作痛等。元胡有活血散瘀、理气止痛之功，可用于治疗癥瘕、瘀血作痛等。莪术有破血行气止痛、消食化积之功，可用于治疗瘀血腹痛、癥瘕积聚等。红藤有解毒消痈、活血止痛、祛风除湿、杀虫之功，可用于治疗肠痈、跌打损伤所致血瘀阻滞之痛证。陈皮有理气健脾、燥湿化痰之功，可用于治疗脘腹胀满、咳喘痰多等。本方以生黄芪、党参为君药，取其健脾益气之功；丹参、川芎、红藤、红花、元胡、莪术为臣药，取其活血散瘀、通畅经络之功；白术、茯苓、陈皮、熟大黄共为佐药，其中白术、茯苓补益脾气、利水消肿，陈皮长于理气，既能消除补益药带来的气机壅滞，又能行气宽中，更好地发挥补益之功，熟大黄配合臣药既能活血散瘀，又能泻热解毒消痈。全方以消、托、补为纲，共奏补气健脾、活血消瘀、托毒消痈之功。

50. 前列腺炎免疫治疗有重要的临床研究与应用价值

近年来，随着免疫学和分子生物学的发展，许多学者发现慢性非细菌性前列腺炎临床发病与一些免疫性疾病相似。开始研究自身免疫反应与前列腺炎发病的关系，探索该病发病机制及病理生理过程，指导临床治疗。

有研究发现，前列腺炎患者的免疫球蛋白 A（IgA）和免疫球蛋白 G（IgG）含量明显高于正常人，说明前列腺炎的发病极有可能与免疫功能失调有关。研究中发现患者精浆中由免疫细胞分泌的炎性细胞因子白细胞介素 -1β（IL-1β）和肿瘤坏死因子 -α（TNF-α）的含量远远高于正常健康男性的水平，从而推断，前列腺分泌细胞的破坏可能是一个由免疫及炎性细胞介导的过程。研究还表明，当机体罹患某些疾病或机体内外环境发生变化时，可导致前列腺局部抗原的暴露，进而刺激血液中的淋巴细胞等免疫活性细胞浸润前列腺组织。同时 T 淋巴细胞还可以刺激 B 淋巴细胞，引发体液免疫，产生特定抗体（协同免疫细胞增加细胞免疫对前列腺组织的细胞毒性作用），在前列腺组织局部形成抗原－抗体复合物，造成前列腺的组织病理改变，从而加速前列腺炎的发生，并加重前列腺炎的临床表现。其他因素，如机体抗氧化能力下降可以导致体内氧自由基的含量明显增多，以及性激素分泌紊乱（如雌二醇含量增多、睾酮含量减少、雌激素与雄激素比值明显增大等），这些可直接作用于前列腺组织，造成一定的损伤，也可以由于其本身保钠排钾的生理作用而加重前列腺组织的淤血、水肿等组织的病理改变与机体的自身免疫功能紊乱协同作用，最终导致前列腺炎的发生。

　　Lundgren 等发现，注射甲泼尼龙 4 周后，慢性前列腺炎模型大鼠的前列腺病理切片表明炎性细胞浸润明显减轻，提示免疫抑制药物的确有疗效。随后，Bates 等发表了口服免疫抑制药物短效泼尼松治愈慢性非细菌性前列腺炎的个案报道。龚志勇等根据国外学者的理论，对 50 例慢性非细菌性前列腺炎进行免疫抑制药泼尼松治疗 3 个疗程后患者疼痛明显缓解，疗效优于常规治疗，未发现明显不良反应。Palapatta 2000 年报道 1 例慢性非细菌性前列腺炎患者于肾移植术后采用免疫抑制药环孢素等治疗，1 年后前列腺炎临床症状完全消失。受此启发，Dimitrakov 2003 年对 200 例慢性非细菌性前列腺炎采用为期 4 周的骁悉单剂治疗，结果治疗组 85% 的患者疼痛显著减轻，治疗后炎性细胞因子 IL-1β、TNF-α、IL-6 也显著下降，未发现严重不良反应。

雷公藤多苷是一种有效的非甾体免疫抑制药，有显著抗感染、镇痛、免疫抑制等作用。杨镒缸等用雷公藤多苷对慢性非细菌性前列腺炎大鼠灌胃 4 周，与对照组相比治疗组大鼠前列腺病理切片提示炎症明显好转，并且治疗组细胞间黏附分子 -1（ICAM-1）、炎性细胞因子 TNF-α 蛋白表达与对照组相比有显著差异（$P < 0.01$），表明免疫抑制药雷公藤多苷可能是治疗慢性非细菌性前列腺炎的一种新的选择。曾晔等对 100 例慢性非细菌性前列腺炎患者采用坐浴治疗 30 天后，免疫抑制因子（IAP）量明显上升，自身过强的免疫功能受到抑制，患者前列腺炎症状消失。

前列腺炎的发生与发展是多因素共同作用的结果，现有的基础和临床研究均说明，细胞免疫功能异常在前列腺炎的发病中扮演着重要角色，也许是人类前列腺炎发病机制中最重要的一环。现有的免疫治疗手段用于前列腺炎患者亦具有很好的疗效，说明了免疫治疗的有效性。因此，开发具有明确前列腺靶向定位功能的反向免疫调节药物，并将之应用于前列腺炎的治疗，也许具有巨大的临床应用价值。

51. 经尿道灌注疗法对慢性前列腺炎的效果

有研究认为，前列腺炎的发病与前列腺管的尿液逆流有关。因此，经尿道灌注治疗慢性前列腺炎的原理就是根据上述理论，利用压力将抗生素溶液自前列腺管尿道的开口注入前列腺内腺管，并弥散到前列腺小叶中。从前列腺的解剖学特点考虑，前列腺内有很多的分叶，小叶间又有致密的隔膜并形成"包膜屏障"，全身用药在前列腺内很难达到足够的治疗浓度，而直接前列腺注射抗生素，又因前列腺的分叶及小叶间的包膜屏障作用，使药物在前列腺内的弥散不均匀。经尿道药物灌注则可以解决全身用药或前列腺内直接注射药物浓度不足及不均匀的问题，是传统的治疗方法之一。

（1）经尿道灌注疗法：①直接法：用注射器或导管将抗生素溶液直接经尿道外口灌入尿道。要求快速、用力，以使药物溶液在尿道内产生一定的压力。该方法简单易行。缺点是压力不够，药物大部分流入膀胱，经前列腺管开口逆流入前列腺内的药物量并进一步弥散可能有限。②导管法：单气囊或双气囊导管，将头端气囊置于膀胱内，充盈后远端拉紧或固定于大腿，同时夹闭或捏紧尿道外口或前尿道，注入一定量药液后夹闭导管，使药液通过导管侧孔进入尿道腔，使药液既不能进入膀胱，也不能返流出来，在尿道内保持较高压力。刘昌荣等通过上述方法尿道造影证实，尿道压力在 1.96 ～ 5.88kPa 时，药物逆流入腺管的量最合适。因此，注入药物溶液前，将导管通过三通管连接一个压力计，保持尿道内压为 1.96 ～ 5.88kPa。③双气囊导管法：先将导管头端气囊充盈后拉紧，再将尿道内气囊（一般位于前列腺尖部或更远处）充盈，使两气囊间密闭，药液在密闭腔内有一定压力，以向腺管逆流。该方法优点是尿道内可保持一定压力，药液易于向腺管逆流并弥散，疗效可靠。其缺点是需要特制导管，操作相对复杂。

（2）药物配方：基本药物是抗生素。通过前列腺液的细菌培养和药敏试验选择抗生素，在此基础上可加入 α - 糜蛋白酶（可溶解菌栓、脓苔，促使前列腺液液化，促进药物渗透）、地塞米松（促使炎症消散、减轻水肿，解除腺管开口因炎症造成的梗阻或黏堵）、1% 利多卡因（减轻刺激和疼痛）和阿托品（缓解前列腺平滑肌痉挛）。药液保留 30 分钟或更长时间。尿道灌注：每日 1 次或隔日 1 次，10 ～ 15 次为 1 个疗程。另外，也有报道采用活力碘溶液、磺胺嘧啶银灌注。活力碘又叫碘诺酮，该药有很强的杀菌和抑菌效果；磺胺嘧啶银是一种弱醋酸，有很强的穿透性，主要作用是释放出银离子与细菌的 DNA 结合，以抑制细菌的生长。刘昌荣等采用导管法灌注治疗 176 例，总有效率为 76.1%，随访 6 ～ 8 个月，其中有 8 例复发。活力碘直接灌注 98 例，有效率为 86%。其他报道有效率在 86% ～ 95%。但其远期疗效有待于进一步观察。

（3）不良反应：不良反应较少。主要是灌注时尿道灼痛或刺痛，少数可出现血尿、尿痛及感染等。

52. 体外冲击波治疗Ⅲ型前列腺炎可缓解疼痛症状

1980 年 Chaussy 等首次使用体外冲击波治疗肾结石取得成功后，体外冲击波治疗在泌尿外科及男科领域中得到广泛应用。近年来随着体外冲击波治疗技术、设备的不断完善，体外冲击波治疗逐渐被用于治疗Ⅲ型前列腺炎、阴茎硬结症、勃起功能障碍等男科疾病，并取得良好的疗效。国内外已经有不少体外冲击波治疗Ⅲ型前列腺炎的相关报道。

Zimmernlann 等首次使用体外冲击波治疗Ⅲ型前列腺炎，取得较好效果，且发现低能量体外冲击波治疗能够明显缓解患者的疼痛。使用渐进能量强度的体外冲击波（$0.25 \sim 0.40mJ/mm^2$，3Hz，脉冲 3000 次，1 次 / 周，连续 4 周）治疗Ⅲ型前列腺炎症状得到明显改善。王以兵等对患者前列腺组织采用低能量体外冲击波治疗，患者采取平卧位，在皮肤与圆形冲击波探头间涂抹耦合剂，将冲击波探头放置于会阴部，行冲击波治疗，穿透深度 $35 \sim 65mm$，强度 $0.15mJ/mm^2$，频率 20 次 / 分钟，每次冲击 $1600 \sim 2000$ 次，每周治疗 1 次，连续治疗 4 周为一疗程，疗效显著。2010 年孙先军等应用体外冲击波治疗 22 例Ⅲ型前列腺炎患者。患者治疗前排空膀胱，取平卧位，将冲击波探头接触患者会阴部，在 B 超定位下行冲击波治疗。工作电压 $11 \sim 15$ 千伏，冲击频率每分钟 25 次，每次冲击 2000 次，每周 1 次，4 次为 1 个疗程，患者均在门诊治疗，其结果表明，在缓解疼痛、改善生活方面有统计学意义，在缓解下尿路梗阻症状及改善性功能方面无统计学意义。以上研究均表明体外冲击波治疗可以明显缓解患者的盆底区疼痛症状，提高患者生活质量，改善排尿困难。

冲击波是一种双相高能量的放射式压力波，作用于人体后，能够引起人体组织产生一系列生物学反应，具有消肿、镇痛、促进组织再生与修复、松解局部组织粘连等作用。目前研究显示，体外冲击波治疗可以缓解Ⅲ型前列腺炎患者的疼痛，其镇痛机制主要有以下几个方面：

（1）体外冲击波可以通过冲击波机械效应改善前列腺局部的血液循环，促进组织细胞的再生和修复。

（2）体外冲击波空化效应可以使机体产生一氧化氮，一氧化氮可使局部肌肉松弛、小血管扩张，促进新陈代谢，减轻前列腺局部炎症反应。

（3）体外冲击波压力脉冲效应能诱导机体产生及释放内啡肽，从而抑制疼痛信号产生及传递，降低疼痛阈值。

（4）体外冲击波治疗可以提高前列腺局部转化生长因子及血管内皮生长因子的浓度，促进局部组织和血管的生长和修复。

体外冲击波治疗可引起组织损伤，如肿胀、皮下瘀血、瘀斑等，以及干扰心电引起心律失常。体外冲击波的禁忌证有：①严重心脏病、高血压、安装心脏起搏器、出血性疾病、凝血功能障碍、血栓形成、使用抗免疫药物、各类肿瘤患者、孕妇；②感染活动期、皮肤破溃；③未育年轻患者。体外冲击波治疗Ⅲ型慢性前列腺炎的方法需要积累更多病例以进一步研究。

53. 前列腺电液通疏疗法在前列腺痛中的应用

前列腺电液通疏疗法是低频电流加抗生素经尿道的治疗方法，主要用于前列腺痛症的患者。笔者曾治疗 60 例，年龄为 17～55 岁（平均 26 岁），病程 8 个月至 4 年（平均 21 个月）的前列腺痛患者，患者均有典型的症状，如会阴、阴茎、阴囊、睾丸、腹股沟区、耻骨上区和腰骶部疼痛；伴尿频、排尿不畅、失眠、焦虑者 39 例（65%），伴性功能减退者 10 例（17%），前列腺液检查白细胞＜ 10 个 /HP 48 例，另有 12 例白细胞为 10～30 个 /HP。前列腺痛诊断的主要标准是前列腺液白细胞＜ 10 个 /HP，伴有与排尿无关的盆腔疼痛或耻骨上区、腹股沟区及睾丸疼痛不适等。随访 1～16 个月，平均 6 个月，其结果显示：治愈 12 例（20%），有效 38 例（63%），无效 10 例（17%），总有效率 83.3%（50/60）。

应用前列腺电液通疏治疗仪的适应证：①前列腺痛；②慢性前列腺炎伴有耻骨上区、睾丸或盆底部位疼痛者；③因前列腺炎引起的不育症。禁忌证：①急性前列腺炎；②急性尿道炎或附睾炎；③前列腺癌和尿道癌；④严重尿道狭窄；⑤严重心脏病及安装心脏起搏器者等。

操作方法：患者取仰卧位，一次性电极板与耻骨上区皮肤贴紧，并与前列腺电液通疏治疗仪相连。外生殖器常规消毒后将一次性尿道电液导管（直径 3mm，分两腔，一腔通低频电流，另一腔可注入抗生素）涂润滑油后，缓缓插入 20～25cm 至后尿道部位。导管外端上与仪器输出电极头相连接。调节脉冲电压

0 ～ 35 伏，治疗电流 0.7 ～ 5.2 毫安，平均 2.8 毫安，治疗时间 30 分钟，每周治疗 1 ～ 2 次，2 周为 1 个疗程。

注意事项：通过人体的电流超过 8 毫安时，人体有强烈痛感，超过 30 毫安感到剧痛，甚至神经麻痹，呼吸困难，有生命危险。大量实验证明，低于 36 伏的电压对人体是安全的，称为安全电压。本仪器电压 0 ～ 35 伏，按电击防护措施划分标准为一类设备，治疗是安全的。但前列腺癌、尿道癌、严重心脏病及安装心脏起搏器、急性或亚急性尿道炎患者禁用，严重尿道狭窄者慎用。治疗时电流从 0 开始逐渐上调至患者舒适、可耐受为止，一般为 0.7 ～ 5.2 毫安。治疗中可同时注入抗生素。电极管应放至后尿道，如果电极管脱入前尿道，患者耐受较差，有刺激痛，应将电流调低。治疗中应严格无菌操作，注意插管的深度和位置。治疗后多饮水，无需服用抗生素。

医学上把频率为 0 ～ 1000 赫兹的脉冲电流称为低频电流，其有明显镇痛和促进血液循环作用。电流对自主神经刺激可引起血管扩张，对运动神经刺激可引起肌肉收缩，肌肉节律性收缩和舒张形成"泵"的作用，促进血液和淋巴回流，有利于炎性渗出液和水肿的吸收，故对慢性前列腺炎引起的症状有较好疗效。由于治疗中不产生热效应，故不良反应少于微波和射频等疗法。本治疗方法主要应用于Ⅲ型慢性前列腺炎、前列腺盆底肌肉痉挛综合征（前列腺痛）或局部软组织损伤等。

54. 红外线辐射加磁疗及毫米波治疗慢性前列腺炎需要进一步改进和创新

应用红外线辐射加磁疗及毫米波治疗慢性前列腺炎的设备及方法较多，但是对其疗效存在争议，需要进一步改进和创新。慢性前列腺炎有疼痛症状者用此方法治疗有一定疗效。

HM-Ⅰ型体腔治疗仪对治疗慢性前列腺类有一定疗效，治疗方法：患者排出大便后，将 HM-Ⅰ型体腔治疗仪的探头套上乳胶指套或安全套，表面涂润滑油或软皂后，放入直肠内，每次治疗30 分钟，每日 1～2 次，12 天为 1 个疗程。对照组：口服复方磺胺甲噁唑每日 1.0g 或诺氟沙星胶囊 0.2g，口服，3 次/日，12 天为 1 个疗程。笔者曾治疗 80 例，显效率 66%（53/80），有效率30%（24/80），无效率 4%（3/80），总有效率 96%；对照组显效率 18%（15/80），有效率 35%（28/80），无效率 47%（43/80），总有效率 53%，两组相比有非常显著差异（$P < 0.01$）。

HM-Ⅰ型体腔治疗仪的机制：正常状态下，原子核外电子都处在最低能级上，称为基态。当基态原子接受了外界能量（光、热）之后，原子的核外电子获得能量，跃迁到较高一个能级。电子吸收外界能量跃迁时不是随机的，只有当外界电磁辐射的能量正好等于电子跃迁时所需能量时，电子才能跃迁到较高一个能级。不同能级的电子跃迁需要不同波长的电磁辐射，交变的不同波长磁场能满足不同能级电子跃迁的能量需要，而细胞的新陈代谢都需要酶和能量的参与，都是在电子跃迁转移中完成的。该仪器就是利用上述原理，改变了前列腺组织的通透性，使血液循环加快，酶活性增强，局部细胞新陈代谢加快，白细胞吞噬功能加强，促进局部炎症吸收，降低了炎症部位 5- 羟色胺的含量，使疼痛得到缓解。患者使用 2 ～ 4 次后，即可见到明显效果。交变磁场改变了病原体赖以生存的微磁环境，有明显抑菌作用，使前列腺液内白细胞数量减少。该仪器构造精巧，使用方便，患者可自行操作，性能稳定，安全可靠，价格低，患者耐受良好，便于家庭使用。远期疗效尚需进一步观察。

有一组报道应用毫米波治疗前列腺炎 101 例，效果满意。该治疗仪器采用北京中成康富科技有限公司生产的 KF-100A 型百全毫米波治疗仪，其输出功率 20 毫伏，波长 8cm。治疗方法：毫米波组采用 KF-100A 型百全毫米治疗仪治疗，将治疗器直接放在会阴部位，输出连续波，治疗时间 1 次 30 分钟，每天 1 次，10 次为 1 个疗程，根据病情一般做 1 ～ 2 个疗程。用毫米波治疗时，毫米波采用非热疗法通过细胞谐振激活人体细胞，提高机体非特异抵抗力和调动机体的内部潜力，促进微循环和新陈代谢，改善局部组织灌流，调节免疫功能，消炎镇痛，从而改善组织病理反应能力。毫米波可直接作用于前列腺部位，避免了因前列腺包膜的屏障作用，致药物不能扩散到前列腺组织中，起不到抑菌作用的缺陷。

毫米波在我国 20 世纪 90 年代始用于临床，由于毫米波频率与人体组织固有振动频率接近，因此能量可以通过强烈谐振，其效能顺利地通过人体递质传导入前列腺组织内，并且作用均匀，离子运动引起组织细胞化学成分的改变，破坏减弱了细菌的生态，促进炎症吸收。低强度、高频率毫米波对人体微循环有改善作用，使毛细血管扩张，改善局部组织灌流，提高细胞功能和再生能力，减少炎性渗出，促进炎症吸收和毒素的排出，控制并消除前列腺炎症，从而缓解前列腺炎引起的症状。

55. 微波、射频等热疗方法治疗慢性前列腺炎的评价

利用微波、射频等热疗方法治疗慢性前列腺炎及良性前列腺增生，在一些医院广泛开展。但其效果并不如人们所料想得那么好，还存在一些较严重的并发症。

应用微波、射频技术治疗慢性前列腺炎及良性前列腺增生的原理是人们最初根据组织对热刺激传导方式的不同，利用微波、射频为热源，采用不同的频率、波长和不同的传播方式对前列腺组织加热，使组织变性、坏死、纤维化，降低增生的前列腺对膀胱出口的压力，达到治疗目的。其方法简单，可反复治疗。对于一些年老而又有严重心、肺、脑血管病的患者尤为适宜。一些研究者认为，这种方法可使部分增生的前列腺组织萎缩变小，使症状改善。热疗应用于临床之前，人们利用哺乳动物进行了大量的研究，对犬的前列腺采用 42.5℃ 热疗 2 小时，观察 24 小时，受热的尿道前列腺部位呈急性期变化。1 个月后，部分

组织纤维化并萎缩，病理改变区域为 5mm×10mm×10mm，距尿道 5～10mm。热疗中，当前列腺尿道的温度升至 44.5℃时，离尿道 20mm 处的温度为 43℃，热疗有效带离尿道 22mm 处温度为 42℃，治疗时直肠温度为 38℃，治疗是安全的。Vanden 报道，热疗后 1 个月、2 个月、4 个月、6 个月，尿流率至少增加 50%，残余尿量至少减少 50% 或夜尿次数明显减少。治疗 2 个月后，有 77% 的患者主观症状改善，4 个月时仍有 57% 的患者症状改善。如效果不理想，可进行第 2 次或第 3 次治疗。

（1）治疗方法：患者不必麻醉，用 0.1% 的苯扎溴铵（新洁尔灭）消毒尿道外口及生殖器，将 1 根特制的带加热电极的 F16 号 Foley 导尿管经尿道插入，气囊注水并拉紧后加热电极正好处于前列腺部位，接通热疗仪电源，调节到治疗温度和时间，开始热疗。这种特制的导尿管既可用于加热和测温，也可用于导尿。一般治疗 3 小时，拔出导尿管，口服 3 天抗生素，以防止尿路感染，也可经直肠治疗。

（2）原理和适应证：早在 20 世纪 60 年代，人们就开始对热疗方法进行研究，探讨利用交变电磁波加速病变组织的离子和极化分子的运动产生热量，治疗良性前列腺增生。射频和微波热疗是 20 世纪 90 年代发展起来的热疗技术，对前列腺组织的热疗是利用该组织与肿瘤组织对热刺激反应相似性原理，利用微型电极作为热源，以 44.5℃的温度对前列腺组织进行一定时间的热疗，对前列腺痛有一定疗效。热疗对良性前列腺增生合并前列腺炎的老年人较为适宜。热疗具有改变组织的热供应和热交换机制。

研究表明，热疗时间越长，组织的反应就越大；温度越高，作用就越大。因而，单疗程长时间比多疗程短时间的热疗效果更理想。热疗的结果使前列腺组织纤维化并萎缩变小，以解除梗阻症状。最初的治疗温度一般在 50℃ 以下，但经过临床和病理学观察，疗效不太满意。随着研究的深入，提高了治疗温度，即在 60℃ 以上，甚至高达 100℃，可使一定区域内的前列腺组织发生不可逆的凝固坏死而取得长期的疗效。20 世纪 90 年代以来，随着科学技术的进步和发展，人们又将激光等新技术应用于医疗领域，温度更高，而且能控温、控制焦距，不仅治疗更安全，且可使组织炭化、汽化和空化，治疗效果更理想。

两侧叶良性前列腺增生的患者可以应用热疗，但是由于电极设计的原因，中叶良性前列腺增生并不是其适应证。经尿道前列腺电切术及前列腺开放手术后的排尿障碍及结节性前列腺炎也可用该法治疗。

随着临床研究的深入，人们发现微波、射频技术并不能从根本上使前列腺缩小和根治慢性前列腺炎及良性前列腺增生，多数专家认为热疗效果并不满意。有部分患者出现下肢疼痛、尿路感染、尿失禁和急性尿潴留等，个别患者治疗后出现精神症状或慢性尿道疼痛、阴茎勃起疼痛等并发症。因此，微波、射频等热疗方法治疗慢性前列腺炎的效果不理想，有待进一步改进。

56. 前列腺注射治疗的并发症应引起重视

慢性前列腺炎的治疗方法很多，其中，前列腺注射治疗仍被许多医生和患者推崇。前列腺炎治疗效果不佳的主要原因是进入前列腺的药物与浓度受限，前列腺注射治疗也正是以此为基础的。理论上，经前列腺液细菌培养而选择理想的抗生素直接注入前列腺内，应有肯定的疗效。但我们往往忽视了前列腺组织各小叶间的包膜阻隔性结构特性，注射药物仍存在渗透不充分的问题。

慢性前列腺炎注射无论是经会阴、直肠或耻骨上入路，每次均要刺破前列腺包膜，反复多次的损伤无疑会引起包膜及前列腺包膜外组织的纤维增生和组织粘连，前列腺注射的深度、位置不好掌握，误穿刺入膀胱、尿道在所难免，会引起血尿、感染、疼痛、血精、急性尿潴留等并发症。

前列腺注射治疗时患者取胸膝位，耻骨联合上方放置超声探头导引，选取肛门上方顺时针方向 2 点、10 点位置，距肛门1.0cm，皮试后皮下注射利多卡因 2ml，术者右手握 7 号腰麻针，分别在 2 点和 10 点位置穿刺进针，深入 5cm，穿入前列腺内后再进入 1 ～ 2cm，为避免误导，经会阴穿刺可用术者左手示指引导。注药完毕，嘱患者门诊留观 1 ～ 2 小时并排尿，留尿液常规检查有无血尿。每周注药 1 次，7 次为 1 个疗程。间隔 1 周后，根据病情需要可进行第 2 或第 3 个疗程。Jimenez-Cruz 等介绍，超声导引下经会阴前列腺内注入抗生素 51 例，有效率 60%。彭翠兴等报道 92 例治疗 1 个疗程，70 例治疗 2 个疗程，28 例治疗 3 个疗程。显效 125 例（65.9%），有效 55 例（28.9%），10 例无效（5.2%）。并发症：9 例穿刺处疼痛（5%），肉眼血尿 2 例（2%），镜下血尿 20 例（9.5%）。1 例当晚出现急性尿潴留，行导尿 1 次。精液带血 20 例（9.5%），发生在性生活后，故治疗期间禁止房事。

57. 慢性前列腺炎患者的手术治疗应慎重

慢性前列腺炎的手术治疗效果并不理想，对合并有良性前列腺增生、前列腺癌、严重前列腺结核、前列腺脓肿和结石的中老年患者才考虑外科手术治疗。

彭光平等探讨慢性前列腺炎的微创治疗，对 41 例慢性前列腺炎患者采用经尿道电切、汽化切除联合治疗。选择年龄为 42～59 岁的患者，平均 49.86 岁，病程 2～20 年，平均 8.6 年，有尿频、尿痛，部分有尿蛋白和血精，伴有会阴部、大腿内侧、腰骶部及耻骨上区疼痛或酸胀不适，全部患者均有性功能减退，部分伴有神经衰弱，22 例伴有不同程度的排尿困难。全部病例均长期应用抗生素、解痉镇痛药、热水坐浴、定期前列腺按摩治疗。10 例微波、射频治疗，3 例行前列腺周围注射药物治疗，2 例行尿道灌注治疗。直肠指诊：前列腺横经 3.5～5cm，质软硬不均、触痛、表面有大小不等结节 18 例。B 超诊断为前列腺炎，伴有前列腺结石 13 例。41 例患者术后随访 3～5 年，症状消失 33 例（80.49%），减轻 5 例（12.20%）；总有效率 92.69%；3 例（7.31%）

无效。术后并发暂时性尿失禁 1 例，1 个月后自行恢复；尿道狭窄 1 例，并发逆向射精 5 例，2 例 3 个月后恢复正常，3 例 6 个月后好转。结果表明，经尿道电切、汽化切除或微米激光治疗慢性前列腺炎是一种较好的方法。主要适应证为良性前列腺增生合并前列腺炎患者。下列患者不宜或慎重选用手术治疗：

（1）有严重心脑血管并发症患者，如严重心肌梗死、脑出血和脑栓塞后严重并发症等。

（2）慢性前列腺炎伴严重粘连者，手术时易损伤邻近组织器官而引起膀胱、尿道直肠瘘等严重并发症。

（3）有严重尿道狭窄或闭锁的患者。

（4）有精神症状的前列腺炎患者为手术禁忌证。

（5）年轻的患者。

慢性前列腺炎一般为局灶性或节段性，前列腺液检查及短期较重的症状均不能反映前列腺炎的严重程度，更不能作为手术依据。手术并不能完全消除所有的组织炎症或病理性改变。虽然临床症状可以改善或减轻，并不能完全消失。所以，慢性前列腺炎患者的手术治疗应慎重。

58. 女性前列腺炎的诊断与治疗缺乏统一的标准和共识

近年来，女性"前列腺炎"（female prostatitis，FP）受到人们的重视和研究。从胚胎学上讲，女性尿道腺与男性前列腺同源。女性尿道周围腺相当于精阜前腺，尿道旁腺（skene）相当于男性精阜后腺。女性尿道综合征常表现为尿急、尿痛、尿频、下腹部及腰骶部不适等，可能是因为尿道腺炎而引起类似男性前列腺炎的一系列症状。临床上经常看到一些中老年女性患者，以尿道刺激症状为主，久治不愈，被诊断为尿道综合征。越来越多的研究证明女性前列腺是客观存在的，并且与男性前列腺具有同源性，女性前列腺这一概念逐渐为人们所接受，这种观念的转换对于诊断治疗尿道综合征具有重要意义。但女性前列腺炎仍未引起足够重视，病因和发病机制还不很清楚，临床上没有统一的诊断标准和规范的治疗方案。

1880 年美国妇科专家 Skene 发现在尿道口附近的尿道内发现两个开口，它们近端的黏膜下有腺体组织，类似前列腺，被称为 Skene 尿道旁腺，进一步研究证实了这与前列腺体同源。因而认为应用"女性前列腺"替换 Skene 腺这一名称，以体现该腺体并非退化残遗器官，也有利于治疗。

1965 年，Moore 和 Hira 首次提出"女性前列腺炎"这一说法，他们对 182 例女性患者进行临床研究，患者均表现为尿频、尿痛、尿液检查正常，其中 150 例确诊原发病变在尿道，而非膀胱炎及其他病变。他们认为多数病因来源于 Skene 尿道旁腺的炎症，将之命名为女性前列腺炎，并将这 150 例患者加以分析。结果发现多数发病于性活跃年龄，20 ～ 40 岁为发病年龄高峰；诱发因素为性交、分娩、手术、受凉、导尿等；查体多数仅表现尿道压痛，急性发作时更明显，复发者可以扪及增粗增厚的尿道；中段尿或导尿标本检查未见异常，细菌培养大多数阴性。女性前列腺炎病因、发病机制仍然不很清楚。主要病因有尿道周围腺感染、腺管阻塞或积液、假性尿道憩室，如尿道旁腺管阻塞致潴留囊肿，感染后积脓。其症状为持续骨盆部不适，尿痛、尿频、尿常规化验正常。行阴道指检，用示指将尿道旁组织压向耻骨时患者有明显疼痛。

女性前列腺还与阴道内的性敏感区有关，1944 年德国妇产科医生 Grafeaburg 首次报道阴道前壁中部有一个性敏感区，1950 年他再次提出此区存在着一个类似阴茎海绵体的勃起组织，受到性刺激后会发生肿胀，明显向阴道膨出，到达性高潮时可出现分泌物，类似于男性的射精，后来证实射出的液体来自女性前列腺，其中含有前列腺特异性酸性磷酸酶（PAP）、果糖和前列腺特异性抗原，不同于尿液。为表彰 Grafeaburg 的重要发现，将这一性敏感区命名为 G 区，它由女性前列腺及其导管，复杂的血管网、平滑肌、结缔组织和神经末梢等参与构成，位置在阴道壁的中 1/3。1995 年张玉琴等报道 103 例健康育龄妇女经阴道刺激检测的结果，有敏感区者 102 例（99%），其范围为 1.1 ～ 1.6cm，疾病可影响 G 区表达与功能。

（1）女性前列腺炎的诊断与鉴别诊断

女性患者若出现尿急、尿频、尿痛、耻骨上区痛伴性交疼痛，接诊医生应考虑女性前列腺炎的诊断，在行阴道指诊时要特别注意检查尿道旁腺，可用指尖向着阴道前壁，将尿道远端的2/3压向平坦的耻骨联合，患者明显疼痛而叫喊，并扭动臀部以避开，而按压阴道的侧壁、后壁或其他部位时没有这种反应，正常女性于按压阴道前壁时有些像男性前列腺按摩时那样，只要有排尿的感觉，并不疼痛，这一体征对确定女性前列腺炎的诊断非常重要。

女性前列腺炎可以解释尿道综合征的很多原因，通过尿道旁腺触诊不难做出诊断。Sugaya 等对 1 组日本女性尿道综合征患者进行经阴道超声检查，未发现与对照组有差异，但却意外发现91%的患者有阴道前壁压痛，认为阴道前壁触诊对女性尿道综合征的诊断和随访具有重要意义。Gittes 认为，所有具有下尿路刺激症状的女性患者都应该进行盆腔检查，并介绍了盆腔检查的方法：首先按压阴道后壁及侧壁以作为对照，然后屈指按压阴道前壁使尿道旁组织紧贴于耻骨后，典型阳性反应是患者突然感到疼痛而叫喊或身体屈曲以逃避，而正常情况下仅出现尿意，这种检查类似于男性前列腺按摩，但不能获得尿道旁腺分泌物以便于镜检。

通过病史采集和体格检查基本可以诊断女性前列腺炎，但还没有明确的诊断标准。诊断：行阴道指检，示指紧压后壁及侧壁，若无疼痛，用示指将尿道旁组织压向耻骨时患者诉痛，按摩后查首段尿。

长期以来，因为尿道综合征病因不明，诊断不确切，治疗较盲目，疗效欠佳。女性前列腺炎概念的提出可以将很多患者从尿道综合征诊断中分离出来，从而得到较恰当治疗。Gittes 和 Nakamura 呼吁应该重视女性前列腺炎，使患者避免接受尿道扩张和服用抗焦虑药物的盲目治疗。

女性前列腺炎患者尿常规可以正常，细菌培养可以阴性，但两杯试验常阳性；取患者前段和中段尿各 50ml，分别计算每毫升尿所含白细胞数目，正常情况下两者细胞数之差小于 5500 个 /ml，但女性前列腺炎患者的两杯尿细胞数之差大于 20225 个 /ml，前段尿内细胞数较多，若检查前行尿道按摩，则两杯尿细胞数差别更大。

尿道镜检查可见黏膜充血、水肿，呈不同程度的慢性炎症，偶尔也可见到尿道旁腺导管开口红肿、溢液或溢脓，B 超、CT、膀胱尿道造影和磁共振（MRI）等医学影像学检查对女性前列腺炎的诊断没有帮助，除非发生了脓肿、憩室、结石或肿瘤等并发症。

慢性膀胱炎、间质性膀胱炎、尿道炎、尿道综合征、阴道炎、逼尿肌与括约肌协同失调和盆底疼痛症都可以出现下尿路梗阻症状，需与女性前列腺炎相鉴别。女性前列腺炎与膀胱炎、阴道炎鉴别并不是十分困难，只需分别做些有关分泌物检查、尿液化验和内镜检查即可加以区别。女性前列腺炎与尿道炎没有本质差别，只是程度不同，炎症仅累及尿道黏膜为尿道炎，若侵及黏膜下的尿道旁腺则为女性前列腺炎。

（2）女性前列腺炎的治疗与预防

首选治疗方案是用喹诺酮类药物治疗 1 个月，1 个月后复查，大多有明显好转；如果仍有疼痛，可以考虑更换抗生素再治疗 1 个月。对＜ 30 岁者四环素类为首选，因为＜ 30 岁女性中衣原体为最常见致病菌。俞蔚文等选择能进入腺体组织的敏感抗生素（如大环内酯类、喹诺酮类等）和 α_1- 受体阻滞药治疗女性前列腺炎，取得了满意疗效。在临床上单用盐酸坦索罗辛缓释胶囊（坦洛辛）0.2mg，口服，1 次 / 日，或盐酸阿夫唑嗪缓释片 10mg 口服，1 次 / 日，30 天为 1 个疗程，可见到显著效果。辅助治疗包括热水坐浴、局部热敷、电热垫、预防性抗真菌阴道软膏等。但部分患者会复发，阴道前壁触诊再次出现疼痛。

女性细菌性前列腺炎的治疗可以选用拜复乐片 400mg，口服，1 次 / 日；氧氟沙星 200 ～ 400mg，口服，2 次 / 日，美满霉素 50 ～ 100mg，口服，2 次 / 日。也可采用强力霉素、罗红霉素、替硝唑和复方新诺明等，可作为首选，一般持续治疗 2 ～ 3 周，以免转为慢性和复发。女性前列腺炎的病原菌若为衣原体或脲原体，一次性口服阿奇霉素 1g，1 次 / 日，连服 4 周，与用强力霉素 0.1g，口服，2 次 / 日，共 4 周的疗效相同，且用阿奇霉素对年轻患者更为有效，Cooper 等用司帕沙星（sparfloxacin）治疗衣原体感染，其抑菌活性是环丙沙星的 16 倍，这一氟喹诺酮类新药有很广的抑菌谱，对 Gram 阳性、阴性菌，以及厌氧菌、衣原体和脲原体感染均敏感。非细菌性前列腺炎传统疗法仍应用抗生素，但疗效往往不如细菌性前列腺炎。

女性性生活是很好的前列腺按摩，因男性于性兴奋时阴茎勃起的角度大于 90°，性生活时阴茎主要摩擦阴道前壁及性敏感的

G区，这些都是女性前列腺所在的部位，性交对其有按摩作用。但急性细菌性前列腺炎患者禁忌，因按摩与性交可引起剧烈疼痛和炎症扩散。另外，热疗有促进血液循环，加速炎症吸收消散，松弛肌肉等作用，常用于治疗女性前列腺炎，可取得较好的效果，最简便的为热水坐浴，每日 1～2 次，也可经阴道微波热疗或超声治疗或经尿道低功率氦-氖（He-Ne）激光治疗。

Richardson 报道对 300 例患者行远端尿道旁组织（包括 Skene 腺）切除，疗效满意。Moore 报道对 77 例患者行尿道旁组织切除取得了比较满意的效果。Karam 等报道用尿道旁腺电凝法治疗 119 例女性慢性尿道膀胱炎患者，总有效率为 70%。本病易复发，如果有积脓，应该行腺管切开或囊肿切除术。

预防女性前列腺炎应忌酒，避免辛辣食物，少喝咖啡，保持心态稳定、乐观与自信，若有尿道口处女膜融合等末端梗阻性疾病，应及时手术纠正，停经后妇女应补充性激素，可服替勃龙（tibolone），商品名为利维爱（livial），主要成分为 7-甲异炔诺酮，此药具有雌激素、孕激素和弱雄激素作用，可全面满足绝经后女性的需求，剂量为 2.5mg，整片吞服，1 次/日，需服 3 个月以上方能显示最佳效果。

参考文献

1. 马全福，陈燕．前列腺疾病防治专家谈．3版．北京：人民军医出版社，2016.

2. 马全福．经尿道2μm铥激光手术治疗良性前列腺增生症．中华保健医学杂志，2014，16（5）：335-336.

3. 陈晶，王建忠，梁朝朝．慢性前列腺炎相关免疫指标的变化及意义．安徽医学，2018，39（2）：241-244.

4. 齐旻芳，黄高翔，周雪娟．慢性非细菌性前列腺炎发病机制的研究进展．广西医科大学学报，2017，34（8）：1274-1249.

5. 顾方六．现代前列腺病学．北京：人民军医出版社，2002.

6. 赵良运，张宁南，王文卫，等．慢性前列腺炎常见致病因素的回顾性分析(附4062例报道)．中国男科学杂志，2015，29（9）：33-36.

7. 张斌斌，白安胜．慢性前列腺炎的病因、发病机制及治疗新进展．新医学，2014，45（2）：83-87.

8. 李响，郭和清，林凯，等．IL-6在慢性前列腺炎患者精浆中的表达及其临床意义．现代泌尿外科杂志，2014，19（4）：243-245，258.

9. 张述蓉，赵秀娟，李露，等．5-羟色胺及其受体亚型在慢性前列腺炎大鼠脊髓的差异性表达．基础医学与临床，2015，35（5）：668-673.

10. 郑涛，张亚东，陈鑫，等．UPOINT分类因子对慢性前列腺炎/慢性骨盆疼痛综合征患者勃起功能的影响．中山大学学报（医学科学版），2015，36（2）：237-240.

11. 张卫星，常轲祎，王瑞．前列腺液细菌培养及药敏结果分析．河南医学研究，2017，26（3）：392-395.

12. Motrich RD, Breser ML, Sánchez LR, et al. IL-17 is not essential for inflammation and chronic pelvic pain development in an experimental model of chronic prostatitis/chronic pelvic pain syndrome. Pain, 2016, 157 (3)：585-597.

13. Arpaia N, Green JA, Moltedo B, et al. A Distinct Function of Regulatory T Cells in Tissue Protection. Cell, 2015, 162 (5)：1078-1089.

14. Onderdijk AJ, Baerveldt EM, Kurek D, et al. IL-4 Downregulates IL-1β and IL-6 and Induces GATA3 in Psoriatic Epidermal Cells：Route of Action of a Th2 Cytokine. J Immunol, 2015, 195 (4)：1744-1752.

15. Magistro G, Wagenlehner FM, Grabe M, et al. Contemporary Management of Chronic Prostatitis/Chronic Pelvic Pain Syndrome.Eur Urol, 2016, 69 (2)：286-297.

16. Linehan JL, Dileepan T, Kashem SW, et al. Generation of Th17 cells in response to intranasal infection requires TGF-β1 from dendritic cells and IL-6 from CD301b+dendritic cells. Proc Natl Acad Sci USA, 2015, 112 (41)：12782-12787.

17. Feng Y, van der Veeken J, Shugay M, et al. A mechanism for expansion of regulatory T-cell repertoire and its role in self-tolerance. Nature, 2015, 528 (7580)：132-136.

18. 康家旗，杨永姣，王先浩，等.中国泌尿外科医生慢性前列腺炎诊治行为十年变化.中国男科学杂志，2018, 32 (3)：17-22.

19. 王文帅，孙刚.我国部队中前列腺炎的流行病学研究进展.解放军预防医学杂志，2018, 36 (6)：814-816.

20. 王培宇，樊松.Ⅲ型前列腺炎发病机制中细胞因子研究进展.国际泌尿系统杂志，2017, 37 (4)：596-599.

21. 孙亚东. 浅论对慢性前列腺炎患者进行病原微生物检测与药敏试验的临床意义. 当代医药论丛，2017，15（6）：119-120.

22. 黄君艳. 慢性前列腺炎与精液检验质量的相关性探讨. 中国继续医学教育，2017，9（7）：42-43.

23. 苏丹，孟晓，康坦坦. 慢性前列腺炎对精液检验质量的影响. 中国保健营养，2017，27（19）：40-41.

24. 江元元，徐望明. 影响男性精液质量的因素分析. 中国生育健康杂志，2018，29（2）：178-182.

25. 黄宏双，郑晓娴，谢锦来，等. 组织学前列腺炎对前列腺增生患者尿动力学参数及尿潴留的影响. 福建医科大学学报，2015，49（4）：236-238，248.

26. 那彦群，叶章群，孙颖浩. 中国泌尿外科疾病诊断治疗指南手册（2014版）. 北京：人民卫生出版社，2014.

27. 庞然，高筱松，卢建新，等. 前列腺增生合并组织学炎症患者临床及尿动力学特征分析. 中国中西医结合外科杂志，2014，20（1）：18-20.

28. 张丽丽，姚蓓，康辉跃，等. 3864 份泌尿生殖道标本支原体检测及药敏分析. 国际检验医学杂志，2016，37（15）：2165-2166.

29. 曾成龙，冯婷，闫丹，等. 液体培养法、PCR 法和 SAT 法在解脲支原体检测中的应用比较. 中国麻风皮肤病杂志，2016，32（7）：397-398.

30. 李鹏，黄英，李艳，等. 多参数磁共振成像诊断和鉴别诊断外周带早期前列腺癌和前列腺炎. 中华医学杂志，2016，96（37）：2973-2977.

31. Katelaris NC, Bolton DM, Weerakoon M, et al. Current role of multiparametric magnetic resonance imaging in the management of prostate cancer.

Korean J Urol，2015，56（5）：337-345.

32. 中华放射学杂志前列腺疾病诊疗工作组，中华放射学杂志编辑委员会. 前列腺癌 MR 检查和诊断共识. 中华放射学杂志，2014，48（7）：531-534.

33. 李亮，蔡杰，邓明，等. 非特异性肉芽肿性前列腺炎的 MRI 表现. 放射学实践，2014，29（5）：496-499.

34. 万滨，卢依刚，李勋钢. Ⅲ A 型前列腺炎中前列腺液 CD64 表达的意义. 安徽卫生职业技术学院学报，2017，16（4），30-31.

35. 张红侠，贾健安，芮兵. 急性前列腺炎血清 tPSA、fPSA、fPSA/tPSA 检测及其临床诊断价值分析. 中国医学前沿杂志（电子版），2018，10（6）：179-181.

36. 邝献宝. 超声造影、血流动力学参数、微血管密度在前列腺癌与慢性前列腺炎中的诊断价值. 广西医科大学，2017，34（9）：1317-1318.

37. 贺琰，王小燕，凌冰，等. 前列腺增生并前列腺炎经直肠超声图像特征与 PSA 表现探讨. 中国超声医学杂志，2015，31（5）：436-439.

38. 余忠伟，孙福康. 50 岁以下 PSA 升高患者临床特点分析. 中国男科学杂志，2017，31（3）：10-13.

39. 冷鹏飞，王岩. 体质指数对前列腺特异性抗原影响的研究进展. 医学综述，2017，23（13），2558-2562.

40. Albertsen PC. Prostate cancer screening with prostate-specific antigen：Where are we going. Cancer，2018，124（3）：453-455.

41. Xu N，Chen J，Chang X，et al. nCD64 index as a prognostic biomarker for mortality in acute exacerbation of chronic obstructive pulmonary disease.Ann Saudi Med，2016，36（1）：37-41.

42. Wang X，Li ZY，Zeng L，et al. Neutrophil CD64 expression as a diagnostic marker for sepsis in adult patients：a meta-analysis. Crit Care，2015，19：245.

43. Qian L，Li SB，Zhou Y，et al. Determination of CD64 for the Diagnosis of Bacterial Chronic Prostatitis. Am J Report Immunol，2015，74（4）：309-312.

44. 蒋永康. 血清总前列腺特异性抗原检测在慢性前列腺炎诊断中的应用价值. 中国医药导报，2017，14（7）：114-116，120.

45. 代龙文，胡义强，陈英，等. 中性粒细胞 CD64 在慢性前列腺炎诊断中的临床研究. 实验与检验医学，2016，34（4）：485-487.

46. Yang AP，Liu J，Yue LH，et al. Neutrophil CD64 combined with PCT，CRP and WBC improves the sensitivity for the early diagnosis of neonatal sepsis. Clin Chem Lab Med，2016，54（2）：345-351.

47. Wiwanitkit V. Neutrophil CD64 level. Geriatr Gerontol Int，2016，16（3）：401.

48. 郝猛，李观华，梅锦，等. 中性粒细胞 CD64 的检测在感染性疾病中的临床诊断意义. 试验与检验医学，2015，（5）：627-629.

49. Yang SC，Rha KH，Byon SK，et al. Transutricular seminal vesiculoscopy. J Endourol，2002，16（6）：343-345.

50. 刘边疆，李杰，李鹏超，等. 应用精囊镜治疗顽固性精囊炎的初步体会. 中华泌尿外科杂志，2014，35（10）：774-777.

51. 张彦桥，杨文增，林向阳，等. 可视穿刺系统在血精患者临床诊治中的应用研究. 中国内镜杂志，2017，23（11）：97-100.

52. 崔志强，王永传，都靖，等. 经尿道精囊镜联合非那雄胺治疗顽固性血精的疗效观察. 中华男科学杂志，2014，20（6）：536-538.

53. 宋涛，王春杨，陈文政，等 . 精囊镜技术临床教学初探 . 微创泌尿外科杂志，2016，5（1）：49-51.

54. 陈咏佳，陈光耀，阮永同，等 . 精囊镜检术诊治慢性精囊炎疾病的临床研究 . 海南医学，2016，27（3）：384-386.

55. 王劭亮，徐友明，王书龙，等 . 经尿道精囊镜治疗复发性血精症疗效分析 . 武警医学，2017，28（9）：938-940.

56. 丁见，汤育新，唐正严，等 . 经自然腔道精囊镜诊治顽固性血精的经验探讨 . 中国男科学杂志，2018，32（1）：37-41.

57. 赵军，翟小强，李和程，等 . 精囊镜治疗顽固性血精及射精管梗阻的经验初探 . 中华男科学杂志，2016，22（7）：630-634.

58. 朱晓博，张祥生，张士龙，等 . 8.5/11.5F 精囊镜在顽固性血精诊治中的应用 . 中华男科学杂志，2016，22（3）：225-228.

59. 杜春，潘亮，邓骞，等 . 精囊镜探查在慢性精囊炎诊治中的临床应用 . 国外医学（医学地理分册），2017，38（1）：52-56.

60. 张治国，郝林，臧光辉，等 . 采用精道镜技术治疗射精管梗阻性无精子症和重症少精症 . 中国内镜杂志，2016，22（1）：42-44.

61. 刘智勇，王磊，许传亮，等 . 经尿道精囊镜技术———一种治疗射精管梗阻性无精子症的新方法 . 中国男科学杂志，2010，24（9），18-20，封底 .

62. 夏永强，叶敏，于春晓，等 . 精囊镜技术的改进与临床应用 . 中华泌尿外科杂志，2015，36（2），148-151.

63. 王明松，周庭友，张勇，等 . 精道远端区域应用解剖及 MRI 影像特征研究 . 第三军医大学学报，2015，37（23）：2373-2377.

64. 刘晓聪，曾庆山. 慢性前列腺炎患者前列腺液的培养结果研究. 临床检验杂志（电子版），2018，7（2）：322.

65. 郭浠敏. 3213 例生殖道支原体结果分析及临床送检意义探讨. 中外医疗，2017，36（24）：60-62.

66. 李宝龙. 复方玄驹胶囊联合消炎痛栓治疗Ⅲ型前列腺炎疗效分析. 中国男科学杂志，2015，29（9）：49-52.

67. 沈建武，高瞻，张林，等. 益气活血托毒方改善Ⅲ B 型前列腺炎患者 NIH-CPSI 评分的临床观察. 中国性科学，2018，27（6）：97-102.

68. 鹿英强，王丽霞，李湛民. 复方玄驹胶囊联合法罗培南钠对Ⅲ型前列腺炎的临床疗效观察. 中成药，2018，40（4）：1006-1008.

69. 李孟魁，宋俊生，郭利平.《金匮要略》方治疗冠心病方剂运用规律研究. 辽宁中医杂志，2016，43（5）：949-953.

70. 李孟魁，商蓉，宋俊生. 基于循证医学《金匮要略》方治疗前列腺炎的治疗规律研究. 河北中医，2017，39（9）：1311-1315.

71. 李想，陈炳. 泌尿外科医生对慢性前列腺炎的病因认识情况调查与建议. 中医药管理杂志，2017，25（5）：37-38.

72. 杜宏，赵维明. 慢性前列腺炎的疼痛发病机制. 现代泌尿外科杂志，2017，22（1）：76-78.

73. 何灼彬，丁强红，黄安余. α 受体阻滞剂联合 M 受体阻滞剂治疗慢性非细菌性前列腺炎的疗效分析. 中国实用医药，2017，12（28）：107-109.

74. 李健生，何英祥，李健文，等. 盐酸舍曲林联合坦索罗辛治疗慢性非细菌性前列腺炎效果观察. 中国医学创新，2017，14（5）：81-84.

75. 周琼艳，赵敬军，许素玲，等 . 13 181 例疑似生殖道支原体感染患者支原体分布及耐药性分析 . 中华临床感染病杂志，2016，9（2）：186-189.

76. 王本鹏，李宏军，马凰富，等 . 慢性前列腺炎中西医诊治策略的对比 . 中国男科学杂志，2016，30（5）：64-66.

77. 陈思达，刘步平，黄丽军，等 . 生物反馈治疗慢性前列腺炎 Meta 分析 . 现代医院，2016，16（7）：948-952.

78. 康宏彬，贾丽伟 . 女性生殖道解脲脲原体与人支原体培养及药敏分析 . 中国妇幼保健，2017，32（1）：116-118.

79. 那彦群，叶章群，孙颖浩，等 . 中国泌尿外科疾病诊断与治疗指南 . 北京：人民卫生出版社，2014：435-454.

80. Magistro G，Wagenlehner FM，Grabe M，et al. Contemporary Management of Chronic Prostatitis / Chronic Pelvic Pain Syndrome. Eur Urol，2016，69（2）：286-297.

81. 杨永姣，刘莉，王尚任，等 . 泌尿外科医生对前列腺炎诊治行为的调查 . 中华男科学杂志，2014，20（7）：657-659.

82. 余家俊，郭永连，夺刚灏，等 . 双倍剂量盐酸坦洛新缓释片治疗Ⅲ型前列腺炎的临床效果评价 . 中国性科学，2017，26（3）：10-12.

83. 中国中西医结合学会男科专业委员会 . 慢性前列腺炎中西医结合诊疗专家共识 . 中国中西医结合杂志，2015，35（8）：933-941.

84. 张雪松，高文锋，成海生 . 双倍剂量盐酸坦洛新缓释片治疗Ⅲ型前列腺炎的疗效和安全性探究 . 临床和实验医学杂志，2018，17（3）：321-324.

85. 李德邦 . 雌激素及雌激素受体与前列腺疾病的关系 . 中国男科学杂志，2018，32（3）：64-67.

86. 王云亮，蒋玉清，郭跃先．慢性炎症在前列腺增生症发病机制中的作用．河北医药，2018，40（2）：280-284.

87. 徐全升，于明娟，张树良，等．公务员正常体检前列腺疾病现状分析．河北医药，2017，39（20）：3161-3164.

88. 王健，任海林．对前列腺增生病因的再认识．西部医学，2016，28（2）：155-157.

89. 苏鸿学，刘明，王建业，等．前列腺增生合并慢性前列腺炎临床分析．中华老年医学杂志，2007，26（9）：664-666.

90. 郑三国．前列腺特异性抗原检测对前列腺增生症合并前列腺炎患者的临床意义．中国现代药物应用，2016，10（14）：44-45.

91. 谢锡滨．合并前列腺炎的良性前列腺增生症的临床疗效观察．吉林医学，2016，37（9）：2210-2211.

92. 田洪阳，刘宇，候铁汉，等．前列腺增生合并前列腺炎的临床分析及MMP-9的表达与意义．中国现代医学杂志，2015，25（12）：49-53.

93. 罗卫平．良性前列腺增生合并前列腺炎的治疗方法及疗效分析．临床医药文献电子杂志，2016，3（51）：10106.

94. 虞永江，夏佳，钱苏波，等．慢性前列腺炎患者前列腺电切术后下尿路症状及膀胱颈挛缩发生的临床研究．中国男性学杂志，2017，13（5）：12-14.

95. 张瑞，燕培荣，黄勤洲．前列腺按摩液中炎性因子联合降钙素原检测对细菌性前列腺炎的诊断价值．国际泌尿系统杂志，2016，36（5）：708-710.

96. 黄卫，陈小艳，徐德强，等．5型磷酸二酯酶抑制剂治疗前列腺增生症/下尿路症状研究回顾与进展．医学新知杂志，2018，28（1）：67-69.

97. Reece AS. Dying for love：Perimenopausal degeneration of vaginal microbiome drives the chronic inflammation malignattreasformation of benign prostatic hyperplasia to prostatic adenocarcinoma.Med Hypotheses，2017，101：44-47.

98. Kulchavenya EV，Shevchenko SY，Cherednichenko AG. Diagnosis and treatment of cystitis：more questions than answers. Urologiia，2016，(5)：37-42.

99. Bozhedomov VA. Chronic prostatitis：a new paradigm of treatment.Urologiia，2016，(3Suppl 3)：78-90.

100. Zaitsev AV，Pushkar DY，Khodyreva LA，et al. Bacterial proststitis and prostatic fibrosis：modern view on the treatment and prophylaxis. Urologiia, 2016, (4)：114-120.

101. Kholtobin DP，Kuchavenya DP，Khomyakow BT. Cancer and genitourinary tuberculosis (literature review and clinical observations). Urologiia，2016，(4)：106-109.

102. Komeev LA. Russian experience with vitaprost fort suppusitories in patients with lower urinary tract symptos and benign prostatic hyperplasia：comparative analysis of studies. Urologiia，2017，(3)：138-144.

103. Daniunaite K，Dubikaityte M，Gibas P，et al. Clinical significance of miRNA host gene promoter methylation in prostate. cancer. Hum Mol Genet，2017，26 (13)：2451-2461.

104. Zylla D，Steele G，Cupta P. A systematic review of the impact of pain on overall survival in patients with cancer. Suuport Care Cancer，2017，25 (5)：1687-1698.

105. Mizoguchi S，Mori K，Wang Z，et al. Effects of estrogen receptor beta stimulation in a rat model of non-bacterial prostatic inflammation. Prostate,2017,77(7)：

中国医学临床百家

803-811.

106. Gallo L. The Effect of a Pure Anti-inflammatory Therapy on Reducing Prostate-specific Antigen Levels in Patients Diagnosed With a Histologic Prostatitis. Urology, 2016, 94: 198-203.

107. Topac H, Koktas S, Basal S, et al. A prospective controlled study to determine the duration of anibiotherapy in the patients with elevated serum PAS levels. Minerva Urol Mefrol, 2016, 68 (3): 270-274.

108. Giunchi F, Jordahi K, Bollito E, et al. Interpathologist concordance in the histological diagnosis og focal prostatic atrophy lesions, acute and chronic prostatitis, PIN, and prostate cancer. Virchows Arch, 2017, 470 (6): 711-715.

109. Salvino JM, Srikanth YW, Lour R, et al. Novel small mdecule guanidine sigmal inhibitors for advanced prostate cancer. Bioorg Med Chem Lett, 2017, 15 (10): 2216-2220.

110. Neimark AL, Tachalov MA, Neimark BA, et al. X-ray guided endcvascular surgery in patients with benign prostatic hyperplasia and prostate cancer. Urologiia, 2017, (1): 54-60.

111. Campos Juannatey F, Portillo Martin JA, Gómez Illanes R, et al. Nontraumatic posterior urethral stenosis. Actas Urol Esp, 2017, 41 (1): 1-10.

112. Topac H, Koktas S, Basal S, et al. A prospective controlled study to determine the duration of anibiotherapy in the patients with elevated serum PAS levels. Minerva Urol Mefrol, 2016, 68 (3): 270-274.

113. Giunchi F，Jordahi K，Bollito E，et al. Interpathologist concordance in the histological diagnosis of focal prostatic atrophy lesions，acute and chronic prostatitis，PIN，and prostate cancer. Virchows Arch，2017，470（6）：711-715.

114. 孟佳林. 细胞因子与 CP/CPPS 的关系研究进展. 国际泌尿系统杂志，2017，37（3）：442-445.

出版者后记
Postscript

科学技术文献出版社自1973年成立即开始出版医学图书，40余年来，医学图书的内容和出版形式都发生了很大变化，这些无一不与医学的发展和进步相关。《中国医学临床百家》从2016年策划至今，感谢600余位权威专家对每本书、每个细节的精雕细琢，现已出版作品近百种。2018年，丛书全面展开学科总主编制，由各个学科权威专家指导本学科相关出版工作，我们以饱满的热情迎来了《中国医学临床百家》丛书各个分卷的诞生，也期待着《中国医学临床百家》丛书的出版工作更加科学与规范。

近几年，中国的临床医学有了很大的发展，在国际医学领域也开始崭露头角。以北京天坛医院牵头的CHANCE研究成果改写美国脑血管病二级预防指南为标志，中国一批临床专家的科研成果正在走向世界。但是，这些权威临床专家的科研成果多数首先发表在国外期刊上，之后才在国内期刊、会议中展现。如果出版专著，又为多人合著，专家个人的观点和成果精华被稀释。为改变这种零落的展现方式，作为科技部所属的唯一一家出版机构，我们有责任为中国的临床医生提供一个系统展示临床研究成果的舞台。为此，我们策划出版了这套高端医学专著——《中国医学临床百家》丛书。

中国医学临床百家

　　"百家"既指临床各学科的权威专家，也取百家争鸣之义。

　　丛书中每一本书阐述一种疾病的最新研究成果及专家观点，按年度持续出版，强调医学知识的权威性和时效性，以期细致、连续、全面展示我国临床医学的发展历程。与其他医学专著相比，本丛书具有出版周期短、持续性强、主题突出、内容精练、阅读体验佳等特点。在图书出版的同时，同步通过万方数据库等互联网平台进入全国的医院，让各级临床医师和医学科研人员通过数据库检索到专家观点，并能迅速在临床实践中得以应用。

　　在与作者沟通过程中，他们对丛书出版的高度认可给了我们坚定的信心。北京协和医院邱贵兴院士说"这个项目是出版界的创新……项目持续开展下去，对促进中国临床学科的发展能起到很大作用"。中国人民解放军第二军医大学孙颖浩校长表示"我鼓励我国的泌尿外科医生把自己的创新成果和宝贵的经验传播给国内同行，我期待本丛书的出版"；北京大学第一医院霍勇教授认为"百家丛书很有意义"。我们感谢这么多临床专家积极参与本丛书的写作，他们在深夜里的奋笔，感动着我们，鼓舞着我们，这是对本丛书的巨大支持，也是对我们出版工作的肯定，我们由衷地感谢作者的支持与付出！

　　在传统媒体与新兴媒体相融合的今天，打造好这套在互联网时代出版与传播的高端医学专著，为临床科研成果的快速转化服务，为中国临床医学的创新及临床医师诊疗水平的提升服务，我们一直在努力！

科学技术文献出版社